Hartmut Lohmann

Heile dich selbst

КОНА **КОМПАКТ**

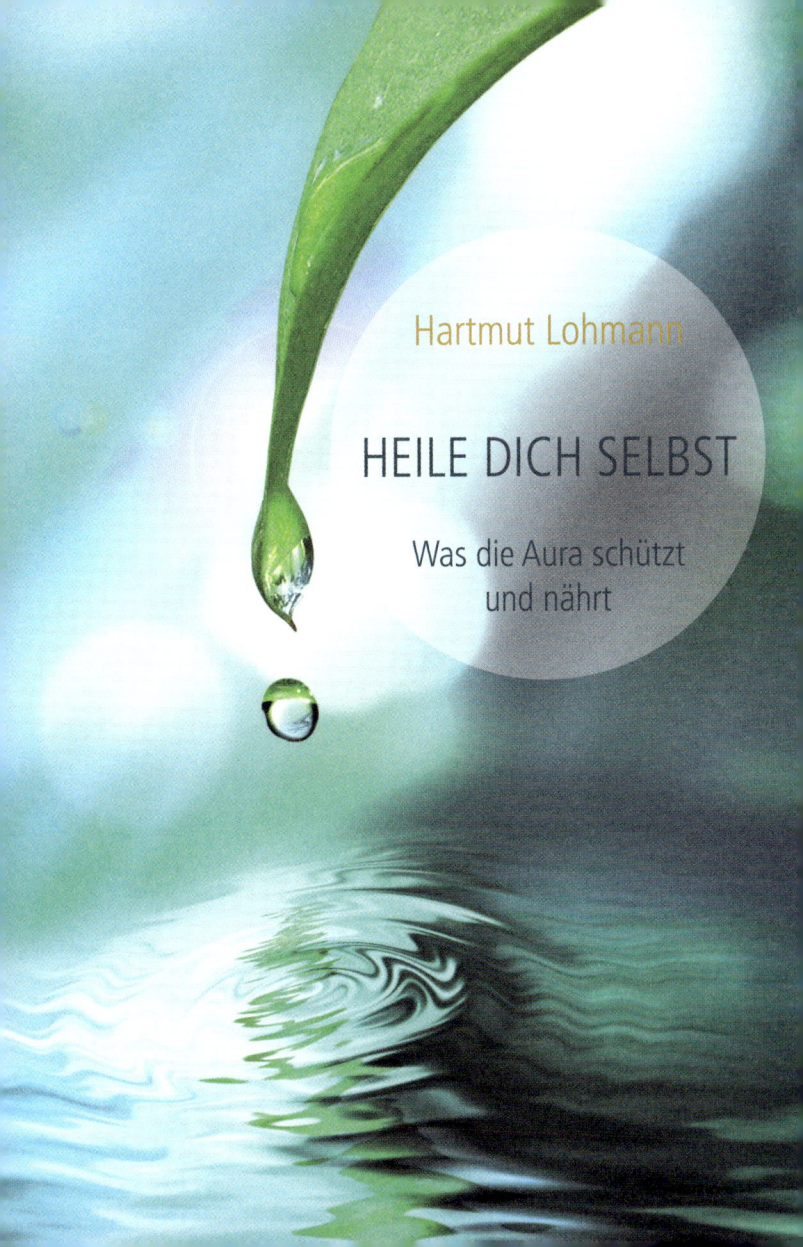

Hartmut Lohmann

HEILE DICH SELBST

Was die Aura schützt
und nährt

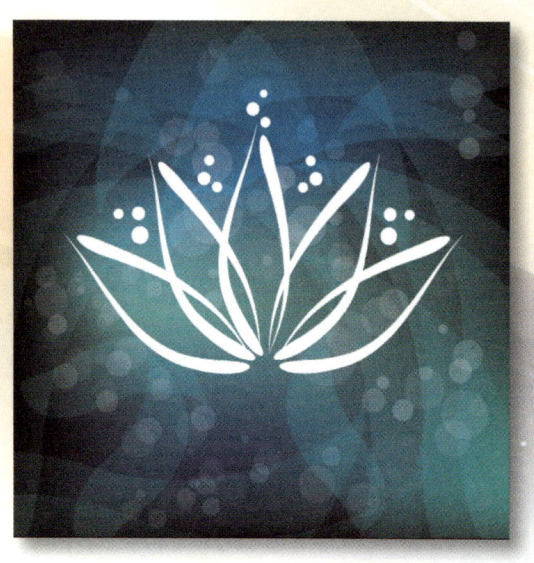

INHALTSVERZEICHNIS

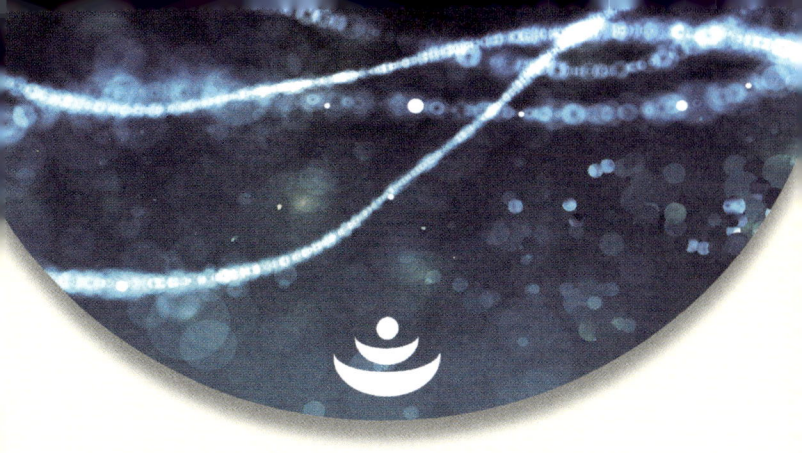

DIE SCHATTEN

Wir kennen sie alle, die dunklen Minuten oder gar Stunden, in denen sich unsere Schatten zeigen. Sie offenbaren sich in chronischen Verspannungen, übler Laune, unruhigem Schlaf oder Alkoholkonsum. Jedes Mal, wenn wir es wieder einmal nicht schaffen, von der nächsten Zigarette zu lassen, wenn wir den Kühlschrank plündern oder stundenlang wie betäubt vor dem Fernseher abhängen, sind sie uns erneut erschienen: die Schatten. Sie führen scheinbar ein Leben in uns, fernab jeglicher Kontrolle. Oder sind es Seelenanteile, von denen wir nur vergessen haben, wie wir sie steuern? Entziehen sich die Schatten wirklich unserem Blick, oder sind wir nur allzu willig, sie zu ignorieren?

Sobald wir in unseren Körper hineinfühlen, tauchen sie auf. Unsere Schatten sind jederzeit bereit, sich durch unseren Blick aufzulösen. Aber wir haben Angst. Angst vor dem Ungewissen; Angst vor dem Dunklen; Angst, die Gefühle nicht kontrollieren zu können. Wie gespalten arbeiten wir gegeneinander, zieht es uns in zwei Richtungen zugleich.

Schlimmer als die Verzweiflung über die Leiden der Welt ist die Gleichgültigkeit ihnen gegenüber. Die Seele ist ein Instrument, dessen Schwingung unsere Stimmungen hervorbringt. Wessen Seele beschädigt wurde, sollte daher umso geschickter auf ihr spielen. In diesem Reich der Schwingungen fühlen sich Körper nicht hart an. Sie sind weich, beinahe durchlässig und transparent. Wir können in den Körper anderer Wesen hineinfühlen, hineinsehen und – wenn es sein muss – sogar hineingreifen.

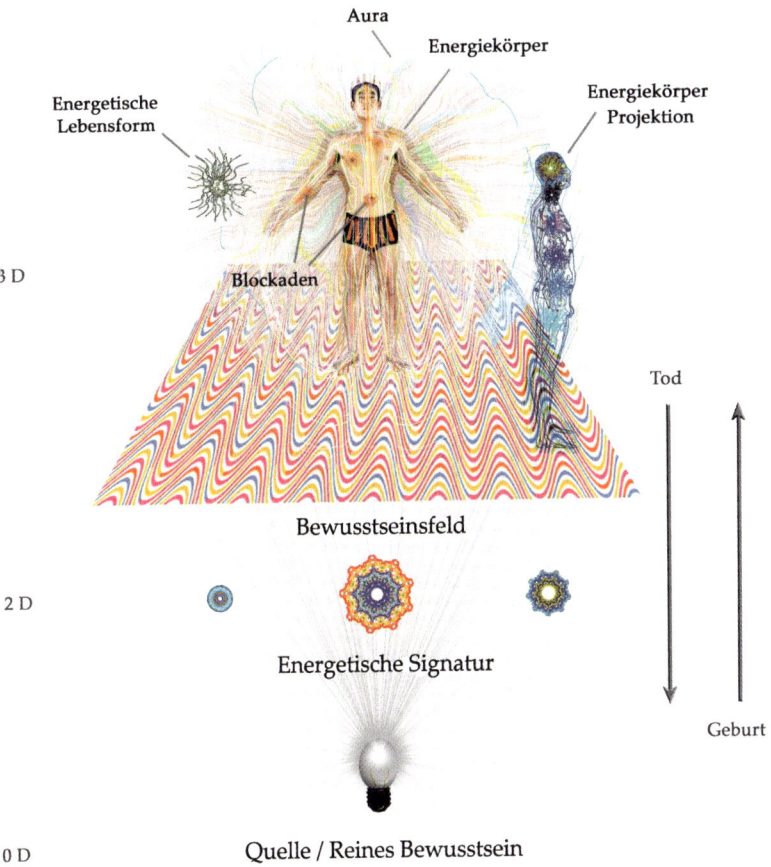

Aura

Energiekörper

Energetische
Lebensform

Energiekörper
Projektion

3 D

Blockaden

Tod

Bewusstseinsfeld

2 D

Energetische Signatur

Geburt

0 D

Quelle / Reines Bewusstsein

Das Gehirn ist nur die Glühbirne unseres Bewusstseins. Was den Geist zum Leuchten bringt, ist die Magie des Lebens. Der Zauber, der uns in den Augenblicken des Lichts erfüllt, wenn sich die Tore der Seele öffnen und der Blick auf unser Kostbarstes frei wird: die ursprüngliche Heiterkeit des Universums. Plötzlich ist unendlich viel Raum für jede Form der Entfaltung. Da ist unendlich viel Zeit in jedem wachsamen Augenblick und eine Schwerelosigkeit, in der wir in lautes Gelächter ausbrechen könnten über uns selbst.

In dieser Leerheit der Dinge tut uns jedes krampfhafte Festhalten weh. Auf einer leuchtenden Erde sind nur die Schatten einsam und verlassen. In einer selbstlosen Welt produziert ein »Selbst« nur Probleme. Wir sind eins, verbunden wie das Wasser der Meere. Es gibt mich nicht – wer sollte also unglücklich sein?

Aus seelischer Not heraus begann ich sehr früh zu meditieren. Jahre erforderte die Aufarbeitung meiner Seele, und Jahre hat sie dafür bekommen. Ich machte es mir schwer und ich machte es mir leicht, ich versuchte zu weinen und zwang mich zu lachen. Doch das Einzige, was letzten Endes zählte, war die kompromisslose Ehrlichkeit gegenüber mir selbst. Es ist der Versuch, sich selbst zu belügen, der uns am längsten gefangen hält.

Meine Befreiung kam sowohl durch jahrelange Entflechtung als auch durch blitzartigen Entfesselungszauber. Mir wurde klar, dass uns das Wissen starr macht und alt; erst die Unwissenheit verjüngt uns wieder. Wegen unserer angesammelten Erfahrungen können wir nicht mehr unvoreingenommen auf eine Situation reagieren. Stattdessen antworten wir in berechenbaren Mustern, die wir als unseren Charakter bezeichnen. Die Möglichkeit, völlig frei auf eine Situation zu reagieren, liegt Sekundenbruchteile vor der Reaktion. Es ist der Augenblick, in dem wir entscheiden, an etwas zu kleben, das in unserem Geist erscheint oder in der Welt geschieht. Diese willentliche Entscheidung ist durch Gewohnheit zum Automatismus geworden. Hier gilt es, das Bewusstsein auszuweiten.

Aber wie? Und ist es möglich, wirklich alltagstaugliche Techniken zu entwickeln? Sowohl als Literatur-Stipendiat als auch als Student der Psychologie war ich niemandem Rechenschaft schuldig. Der Tag gehörte mir. Seit Jahren folgte ich meiner inneren Stimme, die mich immer tiefer in den Kaninchenbau der Psyche hinabzog. Eines Tages fand ich mich in einer Welt wieder, die wie aus Licht gewoben Gefühle, Gedanken und Vorstellungen meiner Mitmenschen in irisierenden Wolken enthielt. Ich war hellsichtig geworden. Seitdem ist jedes Wesen für meine Augen von einer Energie umgeben, die wie rauchförmiges, bunt schillerndes Licht aus dem Körper tritt und mir seine physische und psychische Gesundheit offenbart. Betrachte ich eine Flasche Wasser, lodert sie regelrecht, als würde sie, sacht umwoben von einem hauchzarten, opalisierenden Nebel, in Flammen stehen. Tiere kommunizieren für mich sichtbar in diesem energetischen Reich. Und auch wir Menschen können Bilder und Vorstellungen in diesen holografischen Raum projizieren.

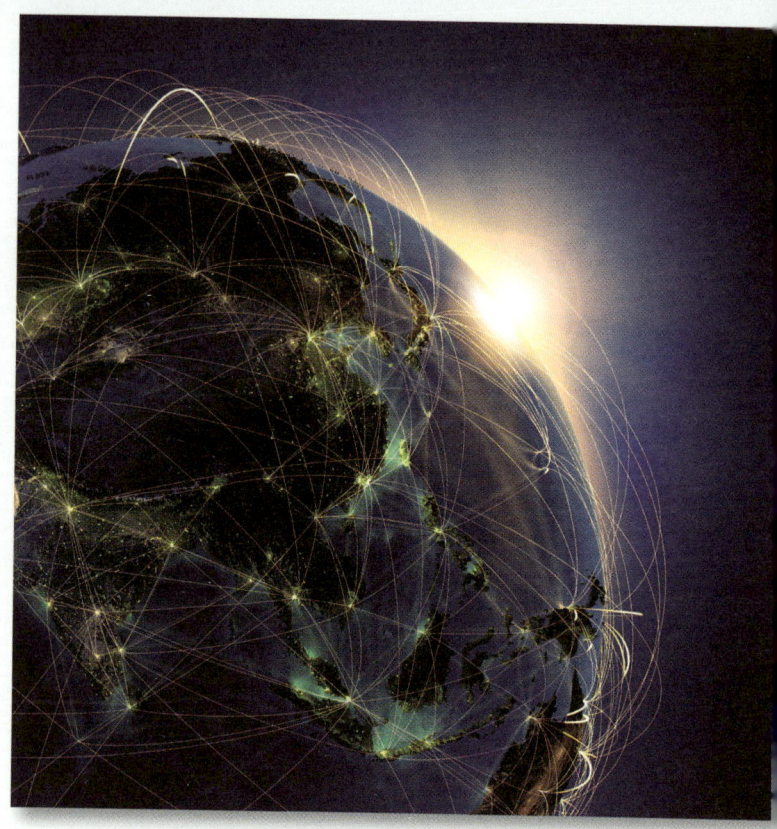

Wir alle nehmen nur Teilstücke der Frequenzen wahr, in der unsere Realität schwingt. Wären wir Menschen wie Fledermäuse gebaut, könnten wir dank der Ultraschallortung im Dunkeln sehen. Wie Vögel würden wir elektromagnetische Felder visuell wahrnehmen. Als Elefanten oder Giraffen könnten wir via Infraschall kommunizieren. In Gestalt der Bienen würden wir uns über das ultraviolette Licht orientieren und als Tiefseefische entlang der infraroten Strahlung. Die meisten dieser Frequenzen nehmen wir Menschen nicht wahr, wir können sie weder fühlen noch hören oder sehen. Und doch existieren sie sichtbar für andere Lebewesen.

Das Gleiche gilt für die Lebensenergie. Sie schwingt in Frequenzen, die ein ebenso farbenfrohes Spektrum auffächern wie unsere materielle Welt. Wissenschaftlich kann dieser Frequenzbereich nur indirekt erforscht werden. Denn die Materie kann das Bewusstsein nicht berühren. Und selbst das schärfste Vergrößerungsgerät sieht nicht die Qualität der Dinge im vermeintlich leeren Raum dahinter.

Aber es hat sie immer gegeben, die Sensitiven, die von Schwingungsmustern der Gesundheit und Krankheit erzählten, den Frequenzen der Liebe, den Vibrationen der Freude, den Manifestationen aus Licht – all dem, was zur fühlbaren Wärmestrahlung der Seele gehört. Die Grenzen der Wahrnehmung setzen wir selbst.

Die Frage, die mich seitdem nicht mehr losließ, war die gleiche Frage, die sich in der Gegenwart allen Esoterischen stellt: Was nützt es uns im alltäglichen Leben? Der Wert einer Entdeckung ist erst gegeben, wenn der Großteil der Gruppe von ihr profitiert. Welchen Wert hat die Hellsichtigkeit, sofern nur ein kleiner Teil der Bevölkerung Nutzen aus ihr zieht?

Die Antwort auf diese Frage zu finden, trieb mich weiter. So begann ich eine Ausbildung zum Koch. Und das bedeutet – egal was offiziell behauptet wird – harte körperliche Arbeit bis zu vierzehn Stunden am Tag, sechs Tage die Woche.

Wo kaum noch Zeit zum Schlafen bleibt, fehlt auch jede Kraft zur Meditation. Den freien Tag schlief ich durch, völlig erschöpft von der Arbeit. Die Kellner und Auszubildenden pendelten zwischen der Küche und dem Bett – und zurück in die Küche. Ein Leben abseits der Töpfe und Pfannen war nur durch Schlafverzicht möglich.

Die Großküchen der Gastronomie schienen mir der ideale Ort, um mein sanft gewordenes Bewusstsein wieder in der Glut der körperlichen Strapazen zu härten. Wenn der Chefkoch dich anschreit, die Bestellungen sekündlich eingehen und ein Mensch (oder Finger) weniger zählt als das Fleisch, das serviert werden soll, ist der Ort gefunden, der jede spirituelle Praxis auf eine harte Probe stellt. Es gäbe dieses Buch nicht, wenn das Licht und die Liebe nicht auch an diesem Ort stärker wären als die Schatten!

Indem ich mich nicht gegen die Schmerzen wehrte, lernte ich aus ihnen. Je tiefer der Stachel in meiner Seele saß, desto tiefere Einsichten in das Wesen der Dinge zog ich mit ihm aus dem Dunklen hervor. So prüfte und lernte ich, welche Methoden für den Alltag taugten und welche nicht. Ich prüfte und lernte, nicht auf einem Kissen meditieren zu müssen, um tief entspannt und hellwach zu sein. Ebenso prüfte und lernte ich, dass Achtsamkeit auch bedeuten kann, Musical-Freikarten für seine Kollegen zu besorgen.

In der Meditation hatte ich gelernt, ein Buddha zu sein; in der Küche lernte ich, wieder ein Mensch zu sein. Meditation bedeutet nicht, ein Leben lang an sich selbst herumzuschrauben auf der Suche nach etwas, das wir der buddhistischen

Lehre gemäß bereits besitzen. Meditieren bedeutet, sich selbst vollständig zuzulassen, um sich anschließend loslassen zu können. Nicht das Loslassen, sondern das Zulassen sollte an erster Stelle stehen. Es ist die Natur der Dinge, dass sie wie Knospen aufquellen, blühen und verwehen, wenn sie zugelassen werden. Jedes Gefühl löst sich friedlich auf, wenn es zugelassen wurde. Auch unsere tiefsten Bedürfnisse. Sogar wir selbst ...

Wer sich loswerden will, ohne sich zuzulassen, wird scheitern. Und das ist wundervoll! Denn es bedeutet, dass Gott, der Kosmos, das universelle Bewusstsein *für* dich und dein Ego sind, nicht dagegen; sie sind für deine Gefühle, für all deine Begierden, für jeden Zweifel, für deine Probleme ...

Dieses Buch möchte dir helfen, tiefer in diese Wahrheit zu schauen. Das Gesunden im und am eigenen Geist führt uns hinab zu den Schatten und den verborgenen Schätzen darin. Alle unsere Teile streben zur Einheit. Wehren wir uns nicht länger. Wenden wir den Blick nicht ab. Sehen wir genauer hin – und jeder einzelne Augenblick wird kostbar ...

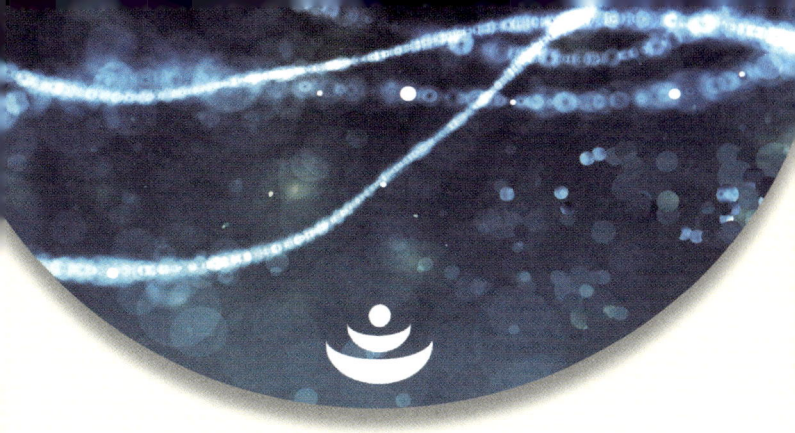

SINNLICHKEIT IM ALLTAG

Der Sinn des Lebens liegt in der Sinnlichkeit. Musst du noch Wäsche waschen oder einkaufen? Belastet dich ein Problem, das beständig in deinem Kopf kreist? Machst du dir Sorgen um deinen Job, deine Zukunft? Steht ein Termin bevor?

Den Großteil des Tages verbringen wir, ohne es zu merken, in unseren Gedanken. In der modernen Welt ist die mentale Aktivität ein Zwang der Arbeitswelt und ein Stützpfeiler unserer Kultur. Aus dieser kopflastigen Sicht übersehen wir gerne die Sinne, ja die Sinnlichkeit unseres Körpers. Dabei führen gerade sie uns in das unverfälschte Sein. Ins Hier und Jetzt. Der Duft von Brot und Butter, der Geschmack von Tomaten und Rosmarin auf der Zunge, die Berührung der Haut durch den Stoff ...

In der Hektik des Alltags verrauscht unsere Wahrnehmung. Wir vergessen, dass wir selbst entscheiden, worauf wir unseren Fokus lenken und welche Sinne wir für den Augenblick öffnen. Stattdessen halten wir unsere – vom Stress getrübte – Wahrnehmung für die Realität. Nicht selten sind es Probleme, womit wir uns im Geiste beschäftigen. Das Ego sucht und konstruiert beständig Konflikte, denn es sieht seine Hauptaufgabe in deren Lösung. Und für das Ego kann es nie genug Arbeit geben. Versacken wir jedoch zu sehr in diesen Mustern, geraten wir in einen Sog aus Sorgen und Ängsten, in dem wir unseren Ruhepunkt verlieren.

Von Zeit zu Zeit passiert das jedem Menschen. Wollen wir diesen Automatismus durchbrechen, benötigen wir Werkzeuge dafür.

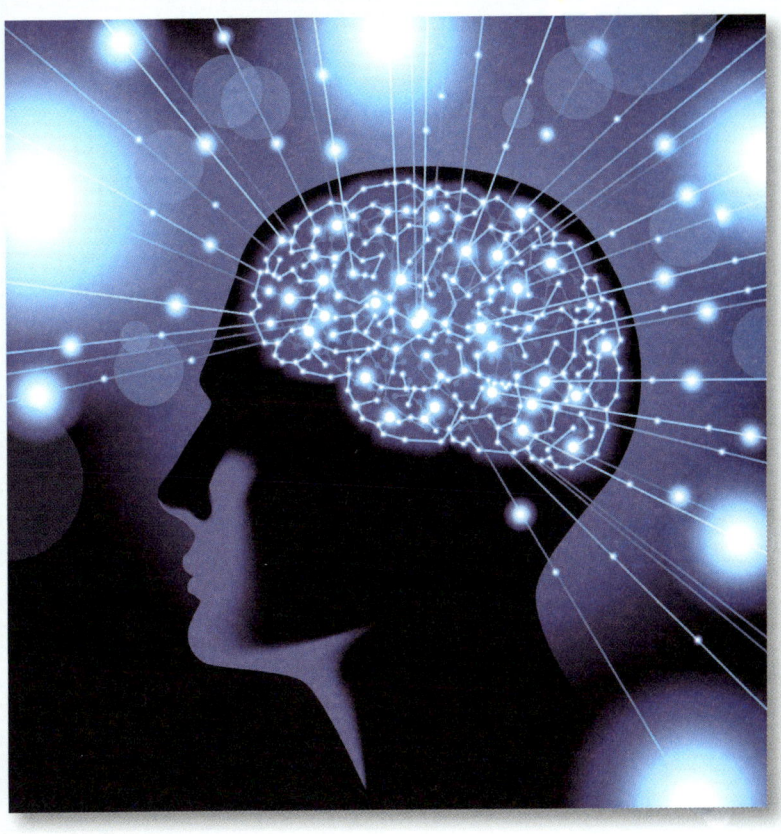

Das erste Werkzeug ist Achtsamkeit. Wir lernen, den Fokus der Wahrnehmung gezielt auf etwas zu richten, statt zum Opfer der eigenen Wahrnehmung zu werden. Wie oft schauen wir etwas an, ohne es zu sehen? Wie oft berühren wir etwas, ohne es zu fühlen? Werden wir passiv in unserer Wahrnehmung, müssen wir von Neuem aktiv werden. Unsere Sinne bilden die Fenster unserer Seele, durch die wir Aspekte der Realität hineinlassen können. Sie erfrischen unseren Geist durch die Wahrnehmung unseres Körpers. Lassen wir unsere Sinnlichkeit erblühen – die auch durch kleine Dinge angeregt wird –, kann uns das große Wunder des Lebens täglich neu berühren.

Das zweite Werkzeug ist Hingabe. In der Wohnung herrscht ein Chaos, Rechnungen sind unbeglichen und im Kühlschrank liegen nur eine Möhre, ein halb gegessener Joghurt und eine klebrige Ketchupflasche. Und zu allem Überfluss möchten wir endlich wieder Zeit mit unseren Freunden verbringen. Aus der Sicht des Ego blicken wir umher und sind umgeben von Aufgaben, Zwängen und Konflikten. Selbst wenn wir uns die ersehnte Ruhe gönnen: Genießen können wir sie nicht, denn es gibt einfach viel zu viel zu tun ...

Aber was wird sich ändern? Putze deine Wohnung und räume auf – sie wird wieder staubig und unordentlich. Begleiche deine Rechnungen – es kommen neue. Fülle den Kühlschrank auf, bis die Tür nicht mehr zugeht – in spätestens zwei Wochen herrscht wieder Ebbe. Wir können uns materiell nicht von den Zwängen des Lebens befreien. Doch sind wir schlagartig von allen Konflikten frei, wenn wir uns nicht länger an ihnen reiben. Hingabe bedeutet, nichts an diesem Augenblick ändern zu wollen.

Nichts im Außen kann uns vollständig machen. Tief in unserem Inneren sind wir es bereits. Also ist Hingabe das Dasein an sich, mit all seinen Stärken und Schwächen. Darin liegt Freiheit, eine grenzenlose Weite des Augenblicks. Hier kann jeder – und sei es für den Bruchteil einer Sekunde – spüren, dass er vollkommen ist.

Hingabe wird oft fälschlich mit der Idee verbunden, wir müssten etwas abgeben. Doch Hingabe ist vielmehr mit der Empfänglichkeit verwandt. Wer sich berühren lässt von dem, was ist, gibt sich hin.

Du kannst dich nicht hingeben? Du bist verspannt, nervös oder zu sehr auf deine Ziele fixiert? Du hängst fest in deinen Gedanken und merkst, dass ein Loslassen dir momentan nicht möglich ist? Das ist ja wunderbar! Dann sind das genau die Gefühle, denen du dich jetzt hingibst. Sage: »Gut, dass ich mich nicht fallen lassen kann. Gut, dass meine Gedanken kreisen. Gut, dass meine Schultern verspannt sind. Gut, dass ich das extrem nervig finde.« Und fühle das kleine Wunder, das unmittelbar dank deiner Ehrlichkeit geschieht.

In dieser Hingabe lösen sich der selbst erzeugte Druck und der Irrglaube, etwas verändern zu müssen. Wir durchbrechen die Mauer, die wir gezogen haben, als ein Teil von uns Leistungsdruck erzeugte, unter dem ein anderer Teil zu leiden begann.

Wir alle haben die Enttäuschung erfahren, wenn das Erzielte nicht dem Erhofften entsprach. Unsere Erwartung verdeckt die Wahrnehmung und Beschaffenheit der Dinge. Sie trübt den Augenblick und seine lupenreine Präzision. Du möchtest sein dürfen, wie du bist, angenommen und geliebt in all deinen gesprenkelten Facetten; genauso will dieser Brillant des Augenblicks geliebt und angenommen sein. Und was zuvor der Anlass war, ihn als befleckt zu verwerfen, ist jetzt ein Zeichen seiner »makelvollen Perfektion«.

Wie langweilig und reizlos wären wir Mensch, stünde jeder von uns gleich schön neben dem anderen?! Wie langweilig und reizlos vergingen die Sekunden, gliche jede einzelne vollendet der nächsten ...?!

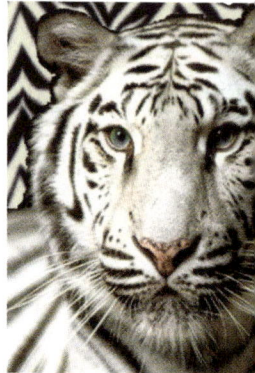

Geben wir uns dem Augenblick hin, mit all seinen Makeln und all unseren Schwächen, verschmelzen wir mit ihm. Hingabe und Achtsamkeit werden eins. Wir kehren zu einer Verbundenheit mit der Welt zurück, die viele nur noch aus der Kindheit kennen. Wir sinken gleichsam auf uns selbst zurück. Wir nisten uns im Augenblick ein, machen es uns gemütlich und verzichten auf die Bequemlichkeit einer geschönten Vergangenheit oder schillernden Zukunft. Dann sind wir glücklich, im Hier und Jetzt. Unvollkommen im Unvollkommenen und dadurch in makelvoller Perfektion.

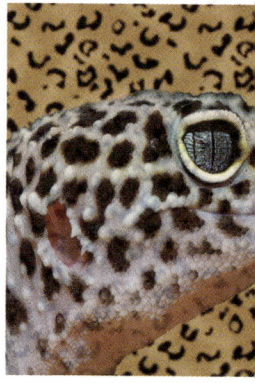

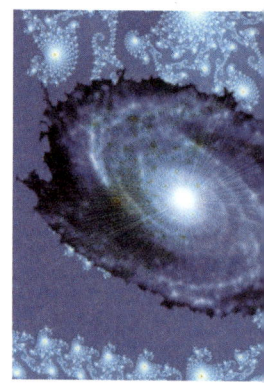

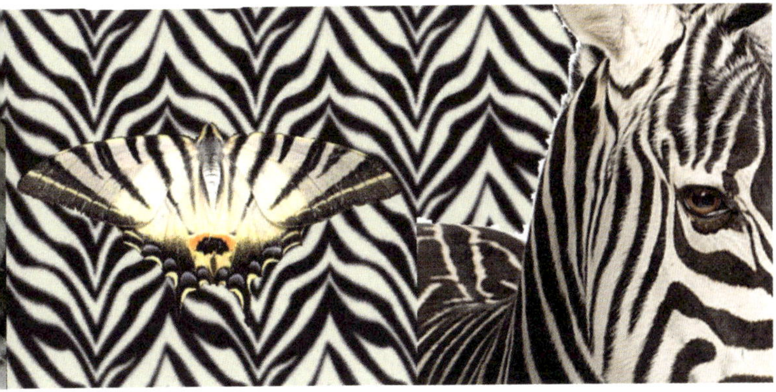

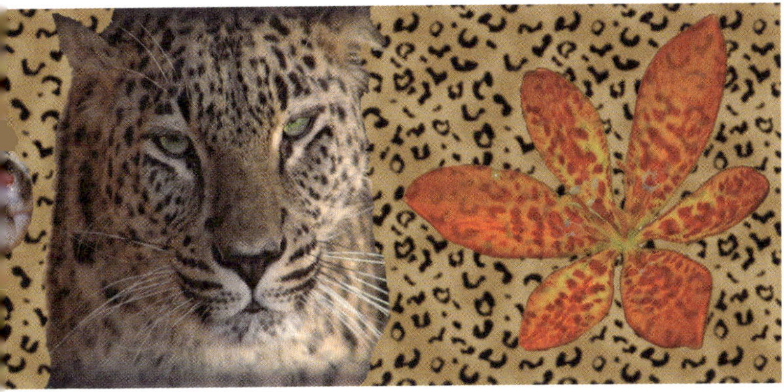

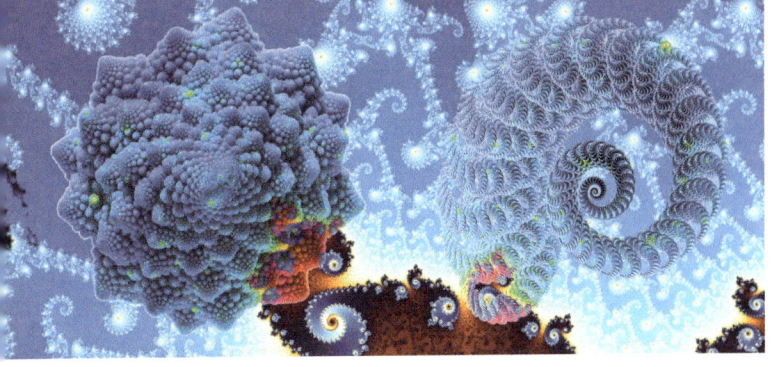

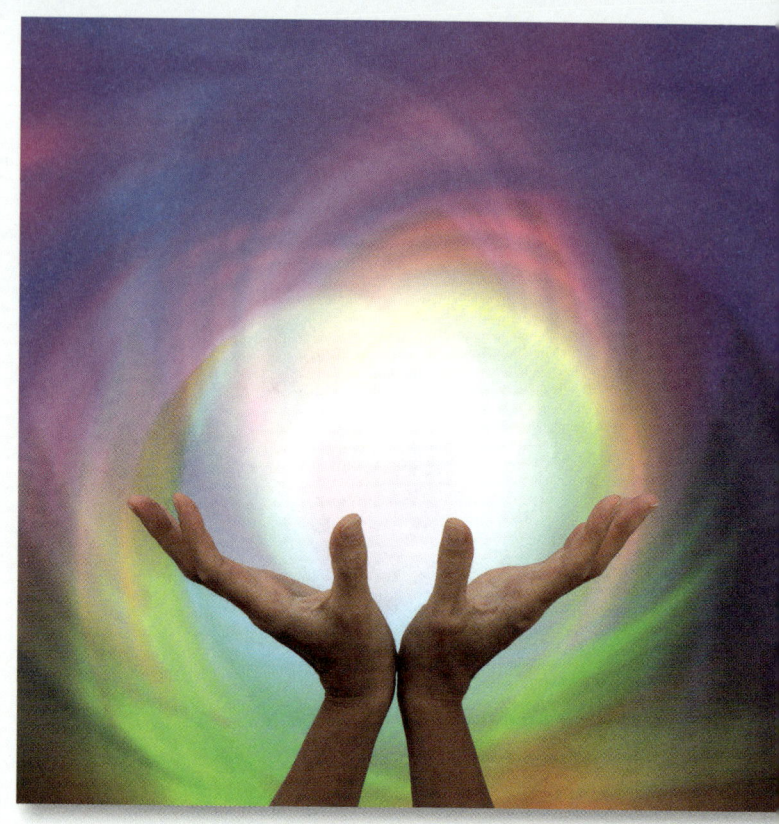

Das dritte Werkzeug ist die Fantasie. Kinder haben eine enorme Vorstellungskraft. Für Kinder ist alles real, was sie sich vorstellen können. Und das ergibt einen Sinn. Denn im Reich der Energie wird alles real, was wir uns ausdenken. Je mehr Energie wir auf unsere Vorstellung verwenden, desto greifbarer wird sie. Engel werden ebenso sichtbar wie Dämonen; Wünsche erscheinen in der Aura, aber auch Ängste; Ideen kristallisieren sich ebenso aus dem Feld wie tiefliegende Bedürfnisse.

Dass diese Imaginationen die Realität verändern, haben Studien an Sportlern, Studierenden und Managern bewiesen: Muskeln wuchsen schneller, Stress baute sich ab, psychische Symptome verschwanden und Erfolg stellte sich ein – alles dank der Vorstellungskraft. Positive Vorstellungen zu erzeugen, kann uns demnach stärken und nähren. Es gilt, positive Vorstellungen zu erschaffen, die uns helfen, stärken und nähren können; Bilder und Szenen, die unsere Bedürfnisse berühren und befriedigen. Alles was wir dafür brauchen, hatten wir schon als Kind: eine blühende Fantasie.

Doch viele können sich nicht einmal vorstellen, sie würden bekommen, was sie sich erhoffen. Sie gestatten sich ihre Wünsche nicht. Sich Wünsche zu gewähren ist eine Entscheidung, die jeder Einzelne bewusst treffen muss, damit sie ihre Wirkung entfaltet.

Wer Erfolg im Leben hat, darf sich etwas gönnen – so lautet eine typische Regel. Werden wir befördert, gönnen wir uns etwas. Dadurch werden wir abhängig von äußeren Ereignissen. Wir sind nicht mehr frei in dem, was wir uns gönnen und was nicht. Doch das Außen bildet nie die Ursache, es liefert uns lediglich Gründe, uns selbst die Erlaubnis zu erteilen oder sie zu verweigern.

Der Verstand und das Ego behaupten, nur jenes sei real, was wir materiell besitzen. Nur wer hart gearbeitet hat, darf sich etwas gönnen. Aber warum warten? Warum sich nicht in jeder kleinen Pause etwas gönnen? In der materiellen Welt können wir geben und austeilen, ohne etwas zurückzuerhalten. Im Reich der Energie ist das anders: Wer hier gibt, wird unmittelbar bekommen. Wer sich etwas gönnt, wird seine emotionale Reaktion darauf spüren.

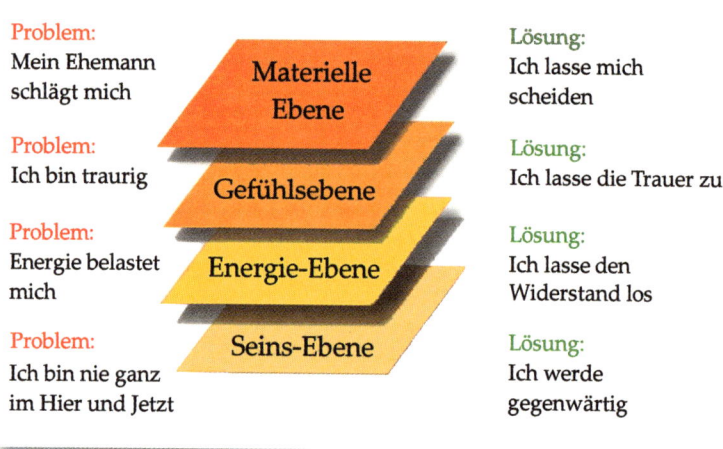

Problem:
Mein Ehemann schlägt mich

Lösung:
Ich lasse mich scheiden

Problem:
Ich bin traurig

Lösung:
Ich lasse die Trauer zu

Problem:
Energie belastet mich

Lösung:
Ich lasse den Widerstand los

Problem:
Ich bin nie ganz im Hier und Jetzt

Lösung:
Ich werde gegenwärtig

Materielle Ebene

Gefühlsebene

Energie-Ebene

Seins-Ebene

Die Lösung jedes Problems ist einfacher auf der darunterliegenden Ebene. Diese Lösung ist jedoch auch ferner der materiellen Welt. Darum sollte von Fall zu Fall entschieden werden, welche Ebene sich am besten eignet, um mit Körper und Geist glücklich zu werden. Wer seinen Körper vernachlässigt, um sich geistig zu entwickeln, wird ebenso unglücklich werden wie jemand, der nur auf sein körperliches Wohlergehen achtet und seinen Geist vergisst.

Eindruck	Ausdruck

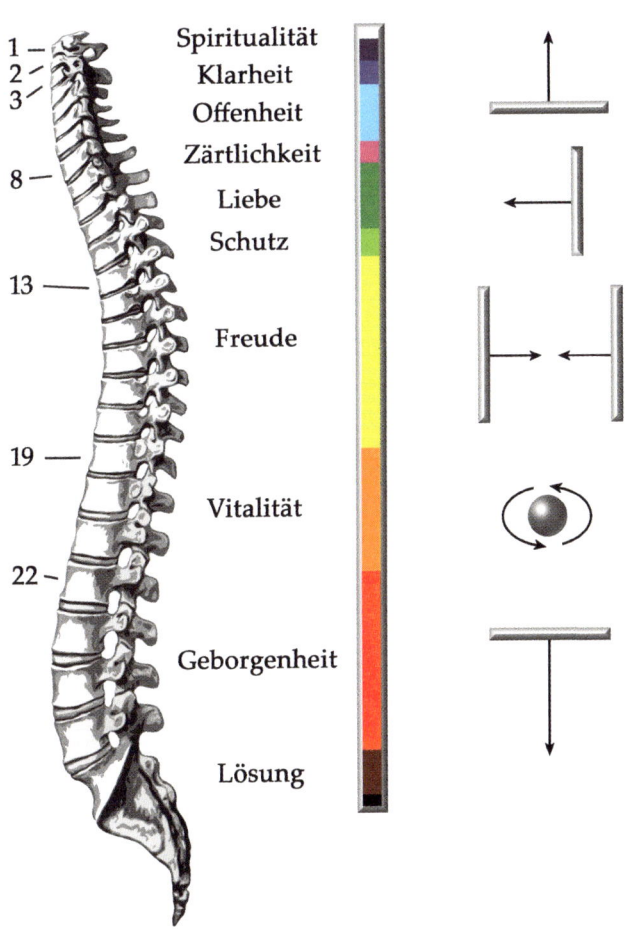

Spiritualität	
Klarheit	
Offenheit	
Zärtlichkeit	
Liebe	
Schutz	
Freude	
Vitalität	
Geborgenheit	
Lösung	

Schließe jetzt deine Augen und stell dir vor, jemand streicht dir liebevoll über den Rücken. Er massiert deinen Nacken, hält zärtlich deinen Kopf. Vielleicht treten noch weitere Freunde hinzu, die allesamt Geschenke für dich vorbereitet haben. Jeder von ihnen hat dir etwas mitgebracht, das dir zeigt, wie gut er dich kennt und wie sehr er dich mag!

Empfindest du plötzlich einen Druck auf der Brust oder einen Kloß im Hals? Gut! Dann hat dieses Bild ein tiefes Bedürfnis getroffen. Löse es auf, indem du bei den nährenden Bildern bleibst.

Versuche auch weitere Bilder: Ein Vater, der dich liebt. Eine Mutter, die dich hält und nährt mit allem, was du brauchst. Freunde, die dich umsorgen.

Nur Mängel und seelische Verletzungen reagieren schmerzhaft auf die Fülle unserer Gefühle. Lass dich davon leiten und fürchte nicht den Schmerz. Jetzt ist die Zeit, diese alten Wunden zu versorgen. Jetzt hast du das Mittel zur Hand, deine emotionalen Bedürfnisse zu stillen.

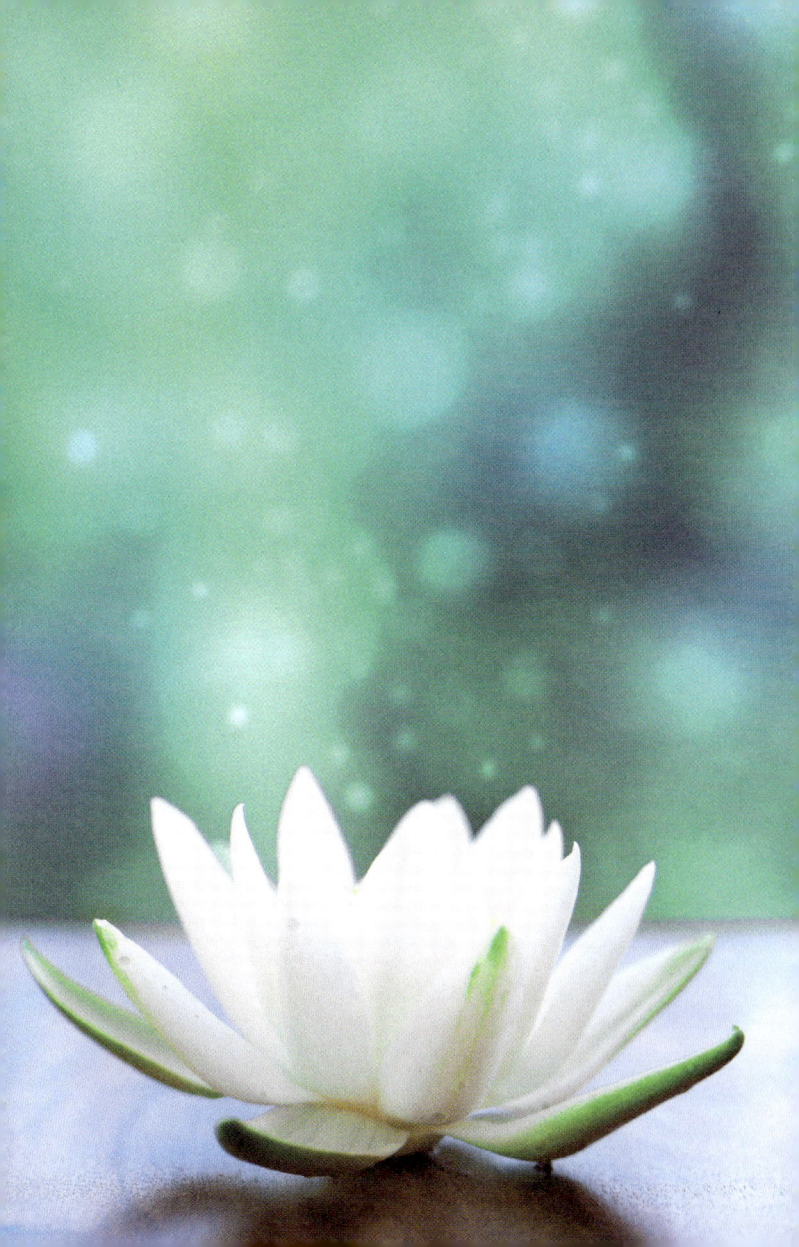

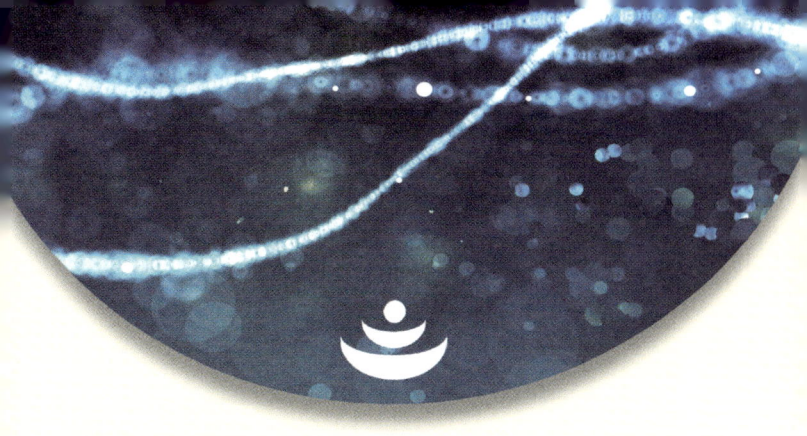

SEELISCHE ANATOMIE –
DER BAUPLAN
FÜR GLÜCK UND LEID

Der Leidende ist ein Bettler im Palast seines Körpers.
Der Kopf von Susanne ruckt immer wieder hoch. Sie kann nicht glauben, dass ich sie nicht berühre, aber meine Hand schwebt weit über ihrem Körper. »Das fühlt sich an, als würden Sie in meinen Bauch hineingreifen«, sagt sie. In gewisser Hinsicht tue ich das auch. Tief in ihrem Vitalchakra ist alte Wut gespeichert; sie gleicht in meiner Wahrnehmung dunklen Knollen, die dort eingekapselt sind und den Hass auf die Mutter, Lehrer und Nachbarn vor den Heilströmen ihres Bewusstseins verbergen. Als ich diese Einkapselungen öffne, leuchtet hellweiße Energie aus ihnen heraus. Der verklumpte Hass bricht auf und strahlt hell in den Raum. Susanne seufzt: »Was war das? Mein ganzer Unterleib ist plötzlich warm geworden.«
Das Energieniveau von Susanne ist jetzt erhöht, ihre Aura ist kompakter und ihr Vitalchakra leuchtet wie eine Turbine, die endlich wieder auf vollen Touren laufen darf. Sie ist jetzt von ihrem krampfartigen Druck im Unterleib befreit. Wie eine genauer eingestellte Antenne ist ihre Energie störungsfreier und farbenfroher geworden. Dass dieses Wohlgefühl auch körperliche Auswirkungen hat, ist die Weisheit der Psychosomatik.

Wie ein Puzzle ist die Seele gebaut. Ist jedes Stück vorhanden, zeigen wir alle das gleiche Bild: ein kerngesundes, glückliches Wesen jenseits von Raum und Zeit. Unsere Energie formt sich von selbst in einer harmonischen Ordnung, die wir verändern »müssen«, um zu leiden. So besitzt jeder Leidensdruck einen Bauplan, der ihn erzeugt: von der »Bürde«, die wir uns auflasten, über unser »verklemmtes« Verhältnis zum anderen Geschlecht bis hin zum »gebrochenen Herzen«.

In der Siva-Samhita ist von 350.000 Nadis die Rede. Die Asiaten gehen von 59 aus, und im westlichen Raum ist derzeit die Kenntnis von 12 Hauptmeridianen verbreitet. Wie passt das zusammen? Ameisen gleich, bevorzugt unsere Energie definierte Pfade und ist dennoch nicht auf diese angewiesen. Je genauer wir die Energie im Körper betrachten, desto feinere Spuren und Effekte können wir sehen. Es ist eine fraktale Ordnung. Die Frage ist also weniger, wie viele Energiekanäle es gibt, sondern wie wir sie sinnvoll nutzen können.

Die Energie dringt aus dem Innersten unseres Körpers nach außen und schichtet sich gemäß ihren Formen und Farben. Sie bildet die Bahnen unseres Energiekörpers und strömt aus, um die farbigen Hüllen der Aura zu formen. Wir müssen die Energie des Lebens also weder aus dem Kosmos aufnehmen noch sind wir abhängig von unserer Umwelt. Wir produzieren die Energie des Lebens selbst. Wir sind frei und unabhängig von den Umständen, in denen wir uns bewegen.
Warum fühlen wir uns dann so oft beengt, gefesselt, ja angegriffen und verletzt durch die Energien in unserem Körper? Weil der Weg der Energie keine Einbahnstraße ist. Zum einen projizieren wir unsere Energien und Befindlichkeiten in die Welt und werden darin gespiegelt. Zum anderen wiederholen wir die Erfahrungen mit der Welt in unserem Körper — wie ein Puzzle, dessen Teile ineinandergreifen und worin wir wiederholen, was wir erfahren haben, und erfahren, was wir wiederholen.

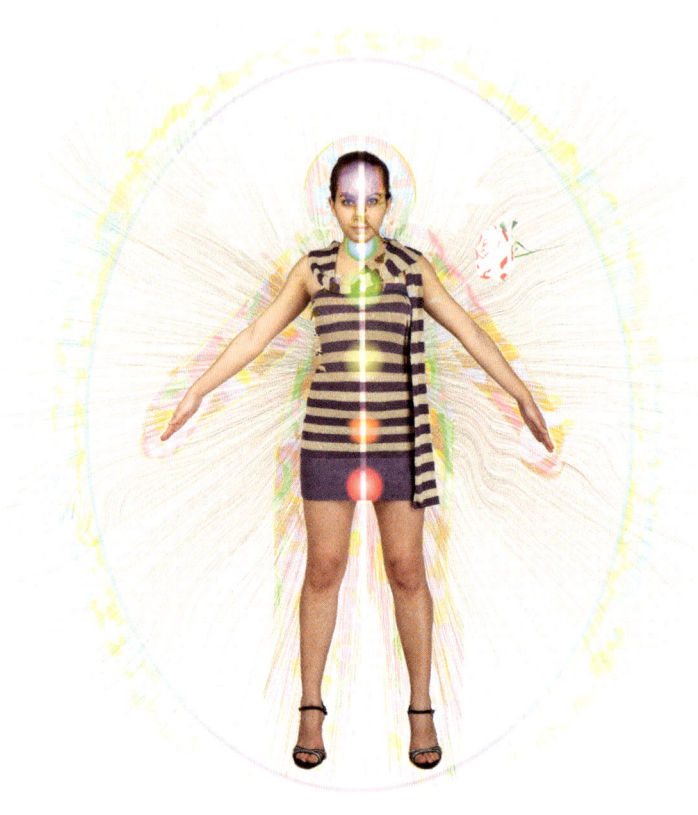

Ist eine Vorstellung klar genug,
kristallisiert sie sich in der Aura.

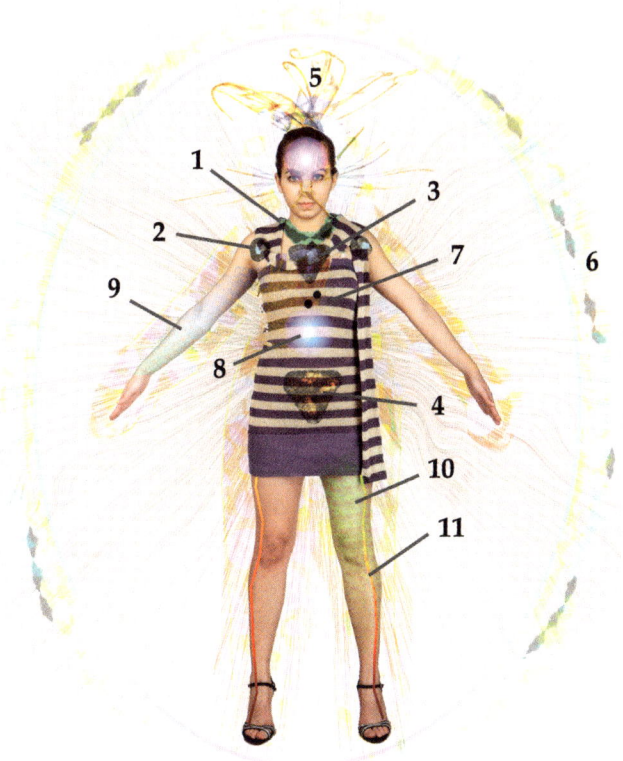

1) Unterdrückter Neid
2) Unterdrückte Lebensfreude
3) Unterdrückte Trauer
4) Unterdrückte Wut
5) Energie der Wut in der Aura

6) Projektion der Blockaden in die Aura
7) Abgespaltene Anteile im Körper
8) Von Ängsten blau gefärbtes Bauchchakra
9) Disharmonische Energie (Kälte)
10) Disharmonische Energie (Hitze)
11) Abgespaltener Anteil im Meridiansystem

Einer Frau, die einen großen Schatten auf ihrem Herzchakra trägt, wird es schwerfallen, die große Liebe ihres Lebens zu finden. Sie zieht diesen Menschen nicht an und er fühlt sich von ihr nicht angezogen. Stattdessen wird sie immer wieder Partner attraktiv finden, die in Wahrheit nicht ihre Liebe, sondern ihre Schatten spiegeln.

Umkehrt können wir negative Erfahrungen des Lebens in unserem Energiekörper fixieren. In der Kindheit sind wir besonders offen und feinfühlig, sodass traumatische Erlebnisse eine besonders prägende Wirkung zeigen. Das Bewusstsein gleicht somit einer Kugel aus Kristall, die alles spiegelt, was sie wünscht. Leidvolle Zustände ebenso wie leidfreie. Noch haben zu wenige Menschen einen leidfreien Zustand erreicht. Darum färben und verdunkeln wir uns gegenseitig mit unseren leidvollen Zuständen. Die Vorstellung, diesem Spiel hilflos ausgeliefert zu sein, verstärkt das Leiden weiter.

Also, wie können wir uns von diesen Leiden befreien? Indem wir unsere Energie befreien.

Innerer Frieden

Die psychische Anatomie von Tieren und Menschen ist so logisch aufgebaut wie ihre physische. Die unterste Ebene ist reines Sein oder reines Bewusstsein. Dieses reine Bewusstsein ist die Quelle aller Dinge: Von hier aus wird der Energiekörper wie ein Dia durchleuchtet, wie ein Lichtspektrum aufgefächert und projiziert sich auf die physische Ebene. Das reine Bewusstsein ist ein friedlicher Zustand der Präsenz. Wie Eckhart Tolle uns lehrte, besitzt dieser Zustand Kraft. Die Kraft der Gegenwart. Und jede Kraft gibt sich selbst eine Form. Im menschlichen Körper hat diese Kraft der Gegenwart die Form einer daumendicken, senkrecht in der Mitte des Körpers verlaufenden Röhre.

Wie Perlen auf einer Schnur sind die sieben Hauptenergiezentren des Menschen, die Chakras als die Entstehungs- und Speicherorte unserer Lebensenergie, kugelförmig entlang dieser Röhre aufgereiht. Die Pranaröhre, dieser weiße Energiekanal, reicht oben und unten aus unserem Körper heraus und durchdringt auch die außerhalb unseres Körpers liegenden Chakras. Wer sich mit dieser Struktur verbindet, wird einen angenehmen Frieden finden und ganz bei sich sein. Wie im Auge des Orkans ist hier Stille und Frieden, egal was außerhalb geschieht.

Wie in der Abbildung S. 38 zu sehen, kann diese Röhre strukturelle Schäden aufweisen. Das heißt, die Röhre selbst ist beschädigt. Hinzu kommen verdrängte oder abgespaltene Teile des Bewusstseins, die an dieser Röhre haften können. Wer die Stille oder die Einsamkeit nicht erträgt, sehr unruhig ist und sich stark getrieben fühlt, wer nicht im Augenblick oder bei sich bleiben kann, dessen Energie kann entlang dieser Pranaröhre verdunkelt sein. Sie zu reinigen und sich bewusst mit ihr zu verbinden, ist einer der wichtigsten Prozesse. Dies führt uns in die Gegenwart, den Frieden des Herzens und letztlich ganz zu uns selbst zurück. Es ist Erleuchtung in einer körperlichen und damit stabilen Form.

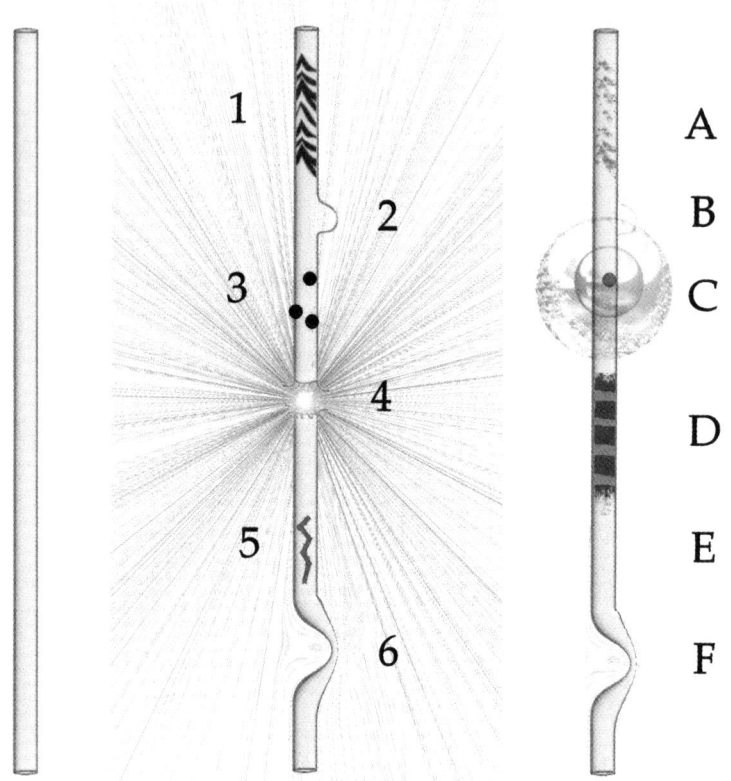

1) Die Pranaröhre ist von einem dunklen Netz verschattet.
2) Die Röhre zeigt eine Ausstülpung, wie sie durch Überlastung entsteht.
3) Abgespaltene Gefühle liegen wie schwarze Perlen ganz dicht an den Rand der Röhre verdrängt.
4) Die Struktur ist geplatzt und hellweiße Energie strömt unablässig aus.
5) Die Röhre ist spröde und zeigt einen Riss.
6) Die Form ist zwar verbogen, aber die Funktion der Röhre normal.

Behandlung:
A) Schatten vor der Pranaröhre aus dem Inneren anleuchten, bis sie sich auflösen.
B) Ausstülpungen so lange in der schlanken Form visualisieren, bis die ursprüngliche Form wiederhergestellt ist.
C) Verdrängte Seelenanteile vergrößern, im Körper ausdehnen und mit dem Satz integrieren: »Das bin ich.«
D) Einen visualisierten Druckverband um die geplatzte Röhre legen.
E) Den Riss in der Vorstellung einweichen und schließen.
F) Prüfen, ob die Funktion der Röhre trotz des Bogens gewährleistet ist; wenn nicht, gerade Form visualisieren, bis sie sich einstellt.

In einem Brief schildert Bettina S. ihre Erfahrung:

»Es war schwer, der ätherischen Wahrnehmung zu folgen, ohne meinen Körper als ein Knäuel aus Stacheldraht zu erleben. Es machte mich wahnsinnig, pausenlos spüren zu müssen, wie jede verspannte und schmerzende Stelle meines Körpers aus negativen Haltungen und Erfahrungen resultierte. Manchmal wollte ich diesen Körper einfach verlassen. Wie eine Schlange die alte Haut abziehen, wie ein Küken aus dem eng gewordenen Ei schlüpfen! Mein Fehler war, dass ich immer wegwollte, aus dem Körper heraus. Jetzt verstehe ich, dass wir den umgekehrten Weg gehen müssen, ganz tief in den Körper hinein! Was ich dort gefunden habe, gleicht einer Insel im endlosen Meer, einem Stück Himmel, Stille und Frieden in mir. Vielen Dank!«

Übung

Bewege deinen Geist sachte ins Zentrum deines Körpers hinein. Sobald du die Pranaröhre berührst, wird dein Geist von einem fühlbaren Frieden erfüllt.

Spüre, wie sich deine Körperwahrnehmung verändert. Dort wo die Pranaröhre verdunkelt und blockiert ist, wird es zu fühlbaren Spannungen, ja womöglich Schmerzen kommen.

Kehre beharrlich immer wieder in deine Mitte zurück. Nichts kann dich hier berühren. Nichts kann dich verletzen. Hier ist reines Sein, das unerschüttert bleibt vom Geschehen im Körper und in der Welt.

Sobald du konstant in der Mitte verbleiben kannst, strahle

von innen aus der Pranaröhre die Blockaden deines Energiekörpers an. Fülle die Einbuchtungen deines Chakras auf.

Verfahre so mit jedem Chakra in deinem Körper, bis die
Pranaröhre von oben nach unten frei durch deinen Körper
verläuft, der vom weißen Licht des Friedens erfüllt ist.

Irrtümer der Chakrareinigung

Wer zu offen ist, ist nicht ganz dicht. Wer kennt sie nicht,
die gefühlskalte Mutter, die ihr Leben mürrisch im Griff hat,
und ihre hypersensible Tochter, deren eigenständiges Leben
nie beginnt. Energetisch sind chronisch offene Chakras un-
gesünder als chronisch geschlossene. Ein offenes Chakra ist
wie eine Einladung: Jeder darf hinein und sich untermischen.

Als Tobias zu mir in die Praxis trat, leuchtete mir sein weit
geöffnetes Herzchakra entgegen. Darin bewegten sich bläu-
lich schillernde Ängste. Er gestand, unter vielen irrationalen
Ängsten zu leiden, die schon mehrfach Klinikaufenthalte notwendig erscheinen ließen, aber ohne nennenswerten Erfolg.
Seine Diagnose: »Paranoide Schizophrenie«. Ich beschrieb
ihm den Zustand seiner Chakras, und gemeinsam behoben
wir einen emotionalen Mangel aus der Kindheit, der sein
Herzchakra immer wieder aufriss.

Eine Woche später schrieb er: »Die Einsicht, dass meine
Wahrnehmung einfach sensibel und nicht gestört ist, hat mir

ein neues Leben geschenkt! Dank Ihren Anweisungen verstehe ich mich und das Universum viel besser. Es ängstigt mich nicht mehr. Und ohne diese Ängste produziert mein Geist auch keine Halluzinationen.«

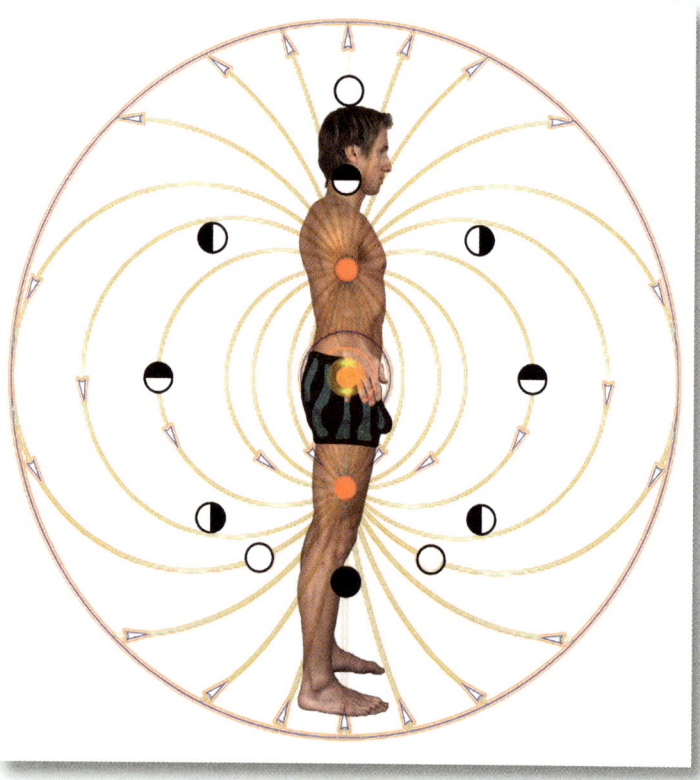

Die Energie formt sich in immer gleicher Weise.

Der verbreitete Glaube, ein Chakra sollte immer offen sein, ist so irrsinnig wie die Vorstellung, die Augen sollten stets geöffnet sein. Ein Chakra sollte *rein* sein – ob es anschließend offen oder geschlossen ist, ergibt keinen Unterschied.

Ein geöffnetes Chakra ist wie eine aufstehende Tür: Jeder kann herein und mitnehmen, was er will. Bei geschlossenen Chakras ist die Person in ihrer Eigenenergie. Sie steht nur mit ihren Gefühlen, Gedanken und Energien in Kontakt.

Öffnen wir ein Chakra, vermischen wir unsere Energien mit anderen: Energien, die wir wünschen, und unerwünschten Energien. Darum ist es ebenso wichtig, zu lernen, ein Chakra zu schließen, wie es zu öffnen.

Um ein Chakra zu schließen, stellt man sich einfach vor, eine Kuppel wölbe sich über das Chakra. Wie das Dach einer Sternwarte schließt sich das Chakra und beschützt seinen kostbaren Inhalt. Sobald wir erneut fremde Energiesysteme und Chakras beobachten wollen, öffnen wir diese Kuppel wieder und gehen auf Beobachtungsstation. Umgekehrt funktioniert die Übung auch. Die Vorstellung, dass ein Lichtstrahl aus dem Kern des Chakras leuchtet, verstärkt die Weite des Chakras.

Unerfüllte Bedürfnisse sind die Terroristen in unserem geschlossenen System. Im Falle eines unerfüllten Liebesbedürfnisses kann es zu einer chronischen Öffnung des Herzchakras kommen. Der Mensch sehnt sich nach Liebe und Kontakt. Dieser Wunsch hält sein Herzchakra weit offen. Jetzt reagiert er hochsensibel auf jede Energie im Raum. Ein Zustand, der einen wahrlich verrückt machen kann!

Was kaum jemand weiß: Die hinteren Chakras sind für das Gefühl, emotional versorgt zu sein, wichtiger als die vorderen. Jedes Chakra besteht aus zwei Hälften: einer vorderen Seite für das Geben und einer hinteren Seite für das Nehmen.

Ist zum Beispiel das hintere Herzchakra blockiert, hat der Betroffene Probleme, sich geliebt zu fühlen. Obwohl die Person Liebe geben kann, kommt dabei für sie fühlbar nichts zurück. Depression ist eine mögliche Folge, Unlust kommt auf und das Gefühl der Sinnlosigkeit ...

Mit den Chakras wiederholen wir unsere Erfahrungen, Gefühle und Gedanken. So werden Erfahrungen mit der Mutter mit dem Wurzelchakra assoziiert; Erfahrungen mit dem Vater sind mit dem Kopfchakra verknüpft. Ist eine Person unsicher, ruhelos oder leidet sie an Schlafstörungen, stammt diese Störung sehr wahrscheinlich von den Erfahrungen mit der leiblichen Mutter, oder die Ursache liegt im Wurzelchakra. Ebenso verhält es sich mit Konzentrationsstörungen und Gedankenzwängen: Sie resultieren häufig aus den Erfahrungen mit dem Vater oder haben ihren Ursprung im Kopfchakra.

Die effektivste Methode, ein Chakra zu reinigen, ist die Integration der eigenen verdrängten oder gar abgespaltenen Teile. Fühle dafür in deinen Körper hinein. Spüre genau, welche innere Form er für dich hat und wie er sich anfühlt. Gibt es Stellen, die du als dumpf drückend, ziehend oder gar stechend empfindest?

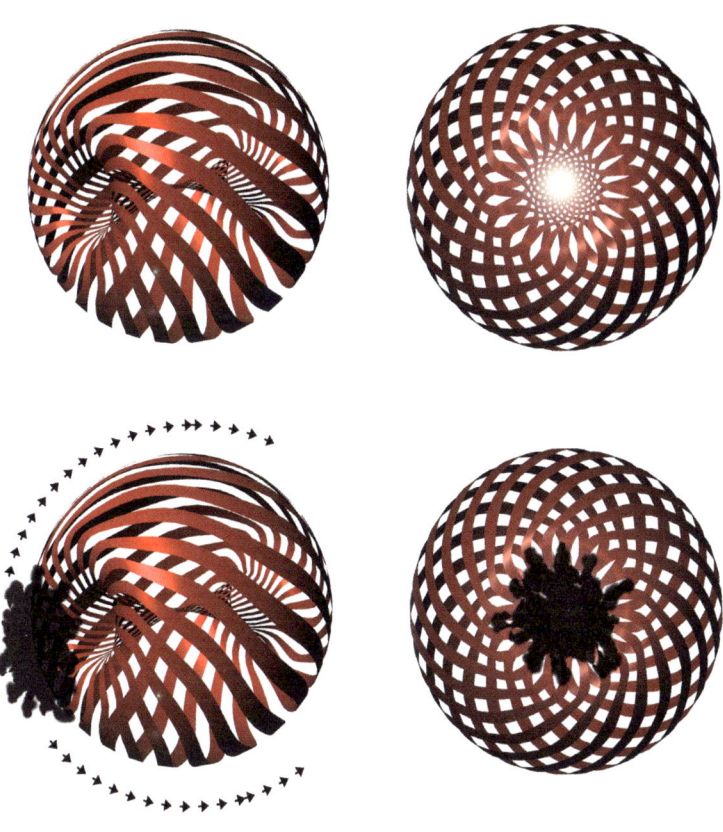

Die Chakras sind Entstehungs- und Speicherorte unserer Lebensenergie. Jedes Chakra besitzt zwei Seiten: eine vordere Seite (Yang/Geben) und eine hintere Seite (Yin/Nehmen). Das Chakra gleicht einer Kugel mit zwei Trichtern, aus denen helle Energie strahlen kann.

Mit diesem Bild, das du von der Blockade hast, kannst du arbeiten. Stelle jetzt deinen Körper zur Verfügung und gestatte der Blockade, dass sie sich frei in deinem Körper ausbreiten darf. Prüfe sorgfältig, ob du auch wirklich deinen ganzen Körper zur Verfügung stellst. Der Kopf wird häufig vergessen. Die Blockade wird sich vergrößern und ihre Energie durch den Körper bewegen.

Sag jetzt zu der sich ausbreitenden Energie: »Das bin ich«, oder: »Ich darf so fühlen.« Durch diese Identifikation löst du die Trennung zwischen dir und der verdrängten Energie auf. Sie kehrt als Teil von dir zum Gesamtsystem zurück.

Krebs heilen

Du bist viele. Der Diamant des Bewusstseins glitzert in Billionen Facetten und bleibt doch ein einziger Diamant. Die Kunst besteht darin, sich in all seinen Facetten zu erkennen. Schimmern unsere Seiten dunkel, zeigen scharfe Kanten und fühlen sich kalt oder klebrig an, fällt es uns schwer, sie als einen Teil von uns zu sehen. Wir verhalten uns gegenüber diesen Anteilen, als gehörten sie nicht zu uns. Dabei können wir zwischen zwei grundsätzlich verschiedenen Typen unterscheiden: den verdrängten und den abgespaltenen Anteilen eines Menschen.

Laut dem Psychoanalytiker Wilhelm Reich (1897–1957) sind Blockaden »eingefrorene Bewegung«. Ein Impuls, zum Beispiel ein Schrei, steigt in der unangenehmen Situation auf, wird abgeblockt – und der Schrei bleibt uns im Halse stecken. Weil es der Energie bedarf, um zu schreien, bleibt der Energieimpuls des Schreis im Hals gespeichert.

Verdrängen wir ein Gefühl, können oder wollen wir es in der Situation, in der es uns überkommt, nicht zulassen. Wir nehmen die Energie dieses Gefühls, pressen sie fest zusammen und verpacken sie irgendwo in unserem Körper. Wir können uns später darum kümmern, wenn wir Zeit dafür haben, und die Wut, Angst, Trauer oder Einsamkeit herauslassen. Dann lösen sie sich auf.
Würden wir so mit unseren verdrängten Gefühlen verfahren, wäre alles halb so schlimm. Leider verhält es sich mit ihnen aber so wie mit dem Lagerraum, in den wir den Müll des letzten Umzugs geschmissen haben: Aus den Augen – aus dem Sinn.

Verdrängte Gefühle wollen zugelassen werden. Sie wollen sich ausbreiten, erkannt und akzeptiert sein. Dann kehrt ihre Energie zum Gesamtsystem zurück und wir werden stärker.

Je tiefer wir unsere Gefühle verdrängen, desto tiefer sind sie in unseren Energiekörper verschoben. Je tiefer sie verschoben wurden, desto entfernter liegen sie von unserem Alltags- oder Wachbewusstsein. Zuletzt nehmen sie die Form und Größe kleiner schwarzer Perlen an, die entlang der Pranaröhre an uns haften. Diese schwarzen Perlen der Seele sind zugleich extrem energiereich und verborgen.

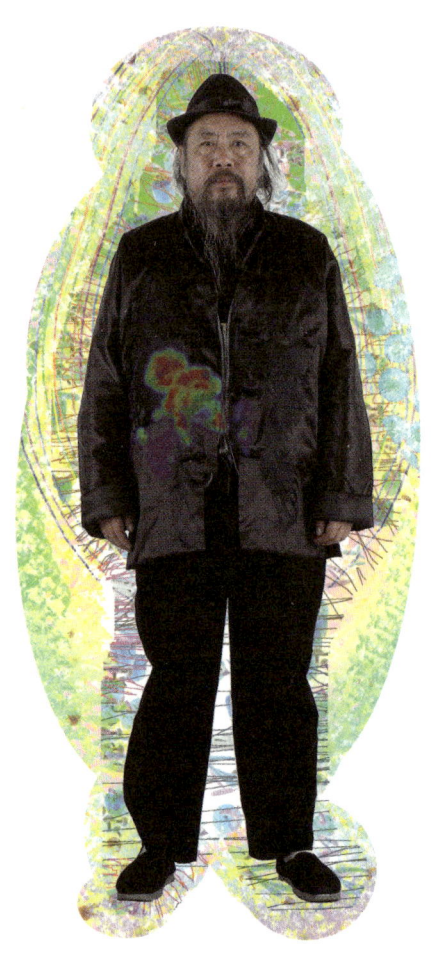

Abgespaltene Anteile verhalten sich wie Lebewesen im Körper.
Sie können sich durch den Körper bewegen oder darin festbeißen.

Diese Gefühle befinden sich noch immer in uns. Sie sind die »Knöpfe«, die bei uns gedrückt werden können. Ohne dass wir es merken, kontrollieren und beeinflussen sie unser Fühlen, Denken und Handeln. Aber sie drängen zur Freiheit, pochen auf ihre Rechte und stellen sich uns in den Weg. Weichen wir ihnen aus, werden sie neue Mittel und Wege finden, uns auf sich aufmerksam zu machen. Sollte es keinen Weg mehr geben, den wir gehen können, ohne auf unsere verdrängten Gefühle zu stoßen, ist unser Handeln zusehends von Ausweichstrategien bestimmt. Wir beschreiten einen Pfad, der uns fortführt von dem, wie wir sind und wo wir uns wohlfühlen.

Verdrängte Gefühle erkennen wir daran, dass sie zwar schwarz und dunkel erscheinen, jedoch nichts weiter von uns wünschen, als dass wir sie zulassen und akzeptieren. Sie weiten sich aus, bis sie verrauchen.

Dem gegenüber stehen die abgespaltenen Anteile: Sie ziehen uns an, saugen uns aus oder verkrampfen sich bei Berührung. Abgespaltene Anteile verhalten sich wie Lebewesen. Sie wollen etwas bekommen. Sie tragen einen emotionalen Mangel in sich, der sie zu selbstständigen Handlungen motiviert. Das gibt ihnen die Erscheinungsform kleiner oder auch großer Tiere, die sich durch unseren Körper bewegen oder darin festgebissen haben. Im Schlaf können uns diese abgespaltenen Anteile in ihrer Tiergestalt erscheinen und verfolgen. So entstehen die Albträume, in denen wir von wilden Tieren gehetzt werden.

In meiner Jugend wurde ich jahrelang von einem Grizzlybär verfolgt, der mich fressen wollte. Es wurde schlimmer von

Woche zu Woche, bis er mich jede Nacht heimsuchte. Alles war besser, als diesen bizarren Horror Nacht für Nacht weiter durchzustehen. Also entschloss ich mich, dass der Grizzly seinen Willen bekommen sollte. Ich würde mich von ihm fressen lassen. Vielleicht ließ er mich dann in Frieden.

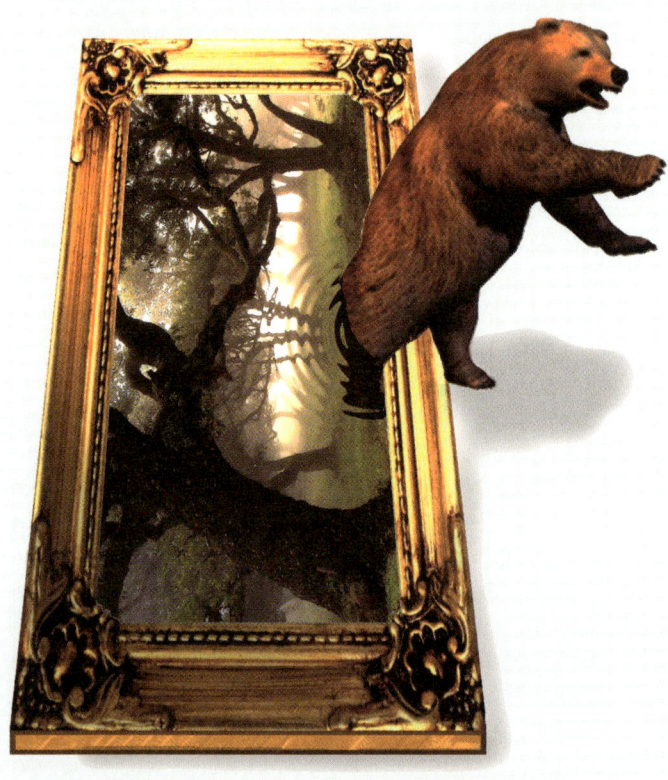

Wie üblich kam der Bär langsam angetapst, ganz so, als würden wir uns zufällig über den Weg laufen. Dann preschte er auf mich los – doch statt wegzulaufen und mich zu verstecken, kauerte ich mich diesmal auf den Boden. Er verschlang mich in einem Stück und kehrte – Teil von mir geworden – nie mehr zurück.

Die Liebe und Freude von Kindern ist bedingungslos. Darum reagieren sie sensibel auf jede Abweichung von diesen Gefühlen. Ihre Gefühlsbarometer sind – im Gegensatz zu denen ihrer Eltern – korrekt geeicht. Um als kleiner Mensch in einem lieblosen Umfeld zu funktionieren, hilft es, wenn er sein Liebesbedürfnis wie einen Ast vom Baum trennt. Fortan wird ihn dieses Bedürfnis nicht länger quälen. Doch bleibt es ungestillt in ihm enthalten und beginnt – wie ein Verstoßener – ein skurriles Eigenleben zu führen. Diese Anteile haben Bewusstsein, sie sind sich ihrer selbst bewusst.

Ganze Lebensabschnitte können abgespalten werden und bleiben so in uns am Leben. Ihr Wunsch ist es, mit uns wieder vollkommen vereint zu sein. Aufgrund seines Mangels drängt der abgespaltene Anteil jedoch weit stärker und aggressiver zu dieser Versöhnung als wir. Er wird alles Erforderliche in die Wege leiten. Je stärker unser Widerstand ist, desto mehr Kraft wird er aufbringen, um die Verschmelzung zu erzwingen. Bis hin zum Krebs. Das alte Liebesbedürfnis erscheint wie ein Hunger, das ihn beißen und stechen lässt. Alte Wut, Neid oder Gier können ihm die Form einer Schlange geben, die Gift spritzt.

Es ist verhältnismäßig normal, abgespaltene Teile in sich zu tragen. Die meisten Menschen verbergen solche Bruchstücke in sich. Allerdings sind es diese abgespaltenen Teile, die uns organisch am meisten zusetzen. Den Großteil aller Fälle, in denen ich Krebs heilen konnte, erfolgte über die Integration solcher abgespaltenen Teile. Dafür habe ich eine Technik entwickelt, die denkbar simpel ist.

Beginnen wir in unseren Körper hineinzufühlen: Spannungen und Druckpunkte, die sich uns zeigen, verweisen auf blockierte Energien. Für Krebspatienten gilt, dass die veränderten Zellen durch Druckgefühle auf sich aufmerksam machen werden. Schließe die Augen und fühle in den dumpfen Druck hinein. Berühren wir diese Druckpunkte im Geiste mit der Hand, werden sich die abgespaltenen Anteile (im Gegensatz zu den verdrängten Gefühlen) wie Lebewesen verhalten. Es mag sein, dass sie zunächst wie tote Objekte aussehen: wie dunkle Steine, stachelige Kugeln oder schwarze Kristalle. Je lebloser, schwerer, glatter und kleiner diese Stücke unserer Seele zunächst erscheinen, desto mehr Energie ist oftmals in ihnen enthalten. Abgespaltene Anteile sehen unscheinbar aus und zeigen erst »geweckt« ihre wahre Kraft.

Haben wir ein solches Objekt in uns gefunden, nehmen wir es in unserer Vorstellung in die Hand. Bitte sammle Informationen darüber: Wie fühlt es sich an? Welche Farbe hat es? Ist es warm oder kalt? Leicht oder schwer? Was passiert, wenn du es streichelst oder langsam in der Hand bewegst? Du kannst es wie einen Ball hochwerfen und wieder auffan-

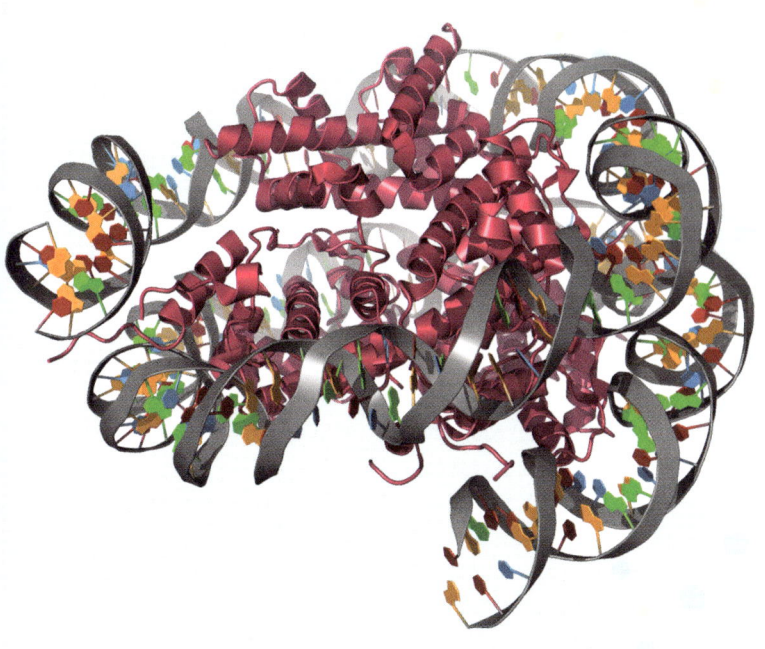

Die DNS reagiert sensibel auf unsere Gefühle. Positive Gefühle entspannen die Doppelhelix, und die Gene werden leichter lesbar. Negative Gefühle verspannen sie, unsere Gene werden nicht länger kopiert.

gen, das lockert die Kugel und verringert ihr Gewicht. Du kannst die Kugel wie einen Flummi auf den Boden hüpfen lassen oder gegen eine vorgestellte Wand. Knete den Ball wie einen Teig gut durch, wirf ihn hoch wie ein Pizzabäcker, dass er sich dreht, und fange ihn wieder auf. Alles ist möglich. Hauptsache, der dunkle, harte und eingekapselte Anteil vor dir erwärmt sich, wird weicher und entspannt sich. Er soll sich öffnen und sein wahres Gesicht zeigen.

In der Regel lockert er sich bei Zuwendung und zeigt seine Lebendigkeit. Aus etwas scheinbar Totem wird ein kleines Tier. Hier gilt es, wertungsfrei und absolut ehrlich zu bleiben! Sollte sich der schwarze Stein als Echse oder Spinne erweisen, die wir angeekelt abschütteln wollen, sollten wir uns das gestehen. Wäre dieser Teil von uns eine süße Blume, hätten wir ihn kaum abgespalten. Er wird uns also Angst machen oder selbst ängstlich sein. Er wird uns in die Hand beißen oder ins Herz. Aber wir bleiben ruhig, halten ihn locker in der hohlen Hand und streicheln ihn weiter.

Vertraue deinem Instinkt und spüre, was dieses kleine Tier benötigt. Versorge es mit allem, was es braucht – als wäre es ein echtes Tier. Du kannst es füttern, beschützen, waschen, stärken, ihm Licht und Wärme geben. Führe alle Handlungen im Geiste aus, von denen du spürst, dass dies die Spannung zwischen dir und dem kleinen Tier reduziert.

Der letzte Schritt erfolgt wie immer, indem du dich selbst in diesem Teil deiner Seele erkennst (»Das bin ich«).

Was die Aura schützt und nährt

Wer seine Seele verschließt, ist allein. Die Angst vor der Einsamkeit ist eines der größten Hindernisse auf dem Weg zu mehr Abgrenzung. Wer alle Fenster und Türen seiner Seele schließt, wird allein sein mit sich und seinen unerfüllten Bedürfnissen. Werden diese gestillt, lässt es sich gut mit sich leben. Wenn nicht, beginnt das Ziehen und Stoßen einer zwiegespaltenen Seele und ihrer gegenläufigen Kräfte. Die Seele beginnt ein Tauziehen mit sich selbst und wird auf beiden Seiten verlieren.

Zu leben heißt zu spiegeln. Wir kopieren alle jederzeit den energetischen Status unserer Mitmenschen um uns herum. Je mehr wir mit unserem energetischen Bewusstsein verschmolzen sind, desto sensibler senden und empfangen wir diese Signale. Das kann schön sein oder extrem nervig.

Um zu überprüfen, wie offen oder geschlossen deine Aura und damit dein System ist, gibt es einen simplen Trick: Stell dir vor, du verschließt dich vollständig vor der Welt. Du stehst im Haus deiner Seele und verriegelst sämtliche Türen und Fenster.

Schließe jetzt deine Augen und nimm dir einige Minuten Zeit für die Vorstellung, wie du das Haus deiner Seele verschließt. Symbolisch kannst du dich auch in einen geräumigen Safe begeben, bei dem es nur eine dicke Tür zuzumachen gilt.

Beobachte, was geschieht, und fühle nach. Erst dann solltest du weiterlesen!

Nun? Konntest du die Aufforderung umsetzen? Als du versucht hast, die Tür zu verriegeln, ist vermutlich etwas Erstaunliches geschehen: Es ist dir nicht gelungen – oder wenn, dann ist die Tür wieder aufgesprungen!

Ein spannender Moment, in dem du sehr genau in dich hineinfühlen solltest.

Welcher Teil in dir hat die Tür deiner Seele immer wieder aufgedrückt? Wer öffnet dein Feld wieder und wieder und macht dich dadurch empfänglich? Was erhofft sich dieser Teil von dir davon? Was hat er noch nicht bekommen? Was möchte er zum Ausdruck bringen?

Nähere dich diesem abgespaltenen Teil, indem du die Tür langsam schließt. Fühle die Kräfte, die deinen Körper und Geist verspannen. Spüre, wie sich der Teil in dir wehrt, wenn die Tür deiner Seele geschlossen wird. Du kannst jetzt Kontakt zu ihm aufnehmen, ihn im Geiste mit der Hand berühren und in deiner Aufmerksamkeit fixieren.

Kleine Details sind in diesem Kontakt von großer Bedeutung. Berührst du diesen Teil von dir wirklich, oder schwebt er in Wahrheit in deiner Hand, als wäre ein Kraftfeld zwischen euch? Dann versuche ihn zu berühren, Haut an Haut. Wie reagiert er, wenn du ihn sanft berührst? Womöglich fehlen ihm Liebe und Geborgenheit. Also gestatte, dass er diese Gefühle bekommt. Dein Verstand kann sie ihm nicht geben, aber dein Energiekörper weiß, wie er sie ihm schenken kann. Du musst es dir und diesem Teil von dir lediglich erlauben.

Es ist genauso gut möglich, dass der abgespaltene Teil von dir sehr entspannt reagiert, wenn du wütend auf ihn einschlägst. Viele unserer abgespaltenen Teile sind autoaggressiv. Wer Stress und Leistungsdruck erlebt, richtet seine Energie autoaggressiv gegen sich selbst. Aus diesem Grund reagieren unsere Anteile entspannt, wenn sie geschlagen, mit Nadeln gestochen oder gewürgt werden ...

Das ist nichts, wofür du dich schämen solltest. Es ist die Art und Weise, wie wir in der modernen Welt mit uns umgehen. So viele Menschen hassen sich unbewusst, weil sie das Gefühl haben, unzureichend zu sein. Teile ihrer selbst können andere Teile von ihnen nicht leiden. Sie mögen bestimmte Körperteile von sich nicht, wie die Nase oder den Po.

Solche autoaggressiven Anteile spüren sich selbst im Schmerz. Es ist ihre Energie und sie wollen – wie wir – in ihrer Existenz bestätigt werden. Ist ihre Energie der Hass, die Missgunst oder das Selbstmitleid, ernähren sie sich gleichsam davon. Sie werden von diesen Gefühlen in ihrem Dasein bestärkt. Es erhält sie am Leben. Ebenso wie wir das Ego füttern können – durch teure Geschenke und Erfolg –, können wir diese Schatten füttern: Sie gewinnen an Macht und werden uns noch öfter belästigen. Der Teufelskreis ist geschlossen.

Spiegeln wir diese abgespaltenen Anteile stattdessen gezielt in ihrer Energie, können wir sie versorgen und so ihren tief sitzenden Mangel beheben. Schlage also ruhig wütend auf das Druckgefühl und damit auf den abgespaltenen Teil deiner Seele ein. Er wird dich nicht länger belästigen, sobald du ihn mit allem versorgst, was er braucht. Aber er kann sich nicht versorgen lassen, bevor die Aggression nicht herausgelassen wurde. Vergleichbar einem Freund, den wir auch nicht liebevoll in den Arm nehmen können, solange einer von euch (oder ihr beide) wütend auf den jeweils anderen ist.

Selbstmitleid ist einer der trickreichsten Saboteure der Selbstheilung. Es entsteht, wenn echte Trauer nicht zugänglich ist und das Herz sich verschließt. Ein kindlicher Teil in uns beginnt zu weinen, er tut sich selber leid. Dieser fühlbare Mangel erhofft sich, durch seine Tränen den versorgenden Teil in uns zu erweichen, damit er sich erbarmt.

In der Kindheit mag dieses Verhalten erfolgreich gewesen sein. Als erwachsene Menschen steht es uns schlechter zu Gesicht. Zumal diese Strategie selten von Erfolg gekrönt ist. Manche Menschen weinen regelmäßig bis zur totalen Erschöpfung, ohne dass Linderung oder Besserung geschieht.

Es gilt, die Trennung aufzulösen zwischen unseren Instanzen, dem Herzen und dem Bauch, dem Kind und dem Kopf, der Sexualität und der Liebe, dem Ego und der Freude, der göttlichen Mutter und dem göttlichen Vater ... Stabilisieren wir diese Verbindungen, ist die Versorgung konstant. Selbstmitleid ist jetzt nicht mehr nötig. Alte Bedürfnisse sind versorgt, neue werden automatisch befriedigt.

Wer sehr starke Probleme mit der Abgrenzung hat, sollte zudem prüfen, ob er sich besser fühlt, wenn er ein- oder zweimal die Woche allein schläft. Nachts atmet die Seele ein und der Energiekörper öffnet sich. Schlaf ist Meditation; bei der Meditation am Tag liegen wir auch nicht eng aneinandergekuschelt, da sich so unsere Energien vermischen.

Doch der sicherste Schutz ist immer noch die Sicherheit der eigenen Identität. Diese gilt es so tief wie möglich in der Energie des Göttlichen, dem Kern aller Dinge, der Quelle, anzusiedeln. Jeder von uns steht dieser Quelle näher, als er glaubt. Wir sind wie Fische, die darüber klagen, zu verdursten. Wir sind wie Vögel, die nach Luft schnappen. Wir blicken aus den weit geöffneten Wolken des Himmels in die Welt und jammern über das Dasein auf Erden. Wir kontrollieren jeden Tag den Inhalt unseres Geldbeutels, aber den Reichtum unseres Herzens betrachten wir nicht ...

Dank der Kraft der Imagination haben wir die Möglichkeit, unsere durchtrennten Verbindungen erneut anzulegen. Auf jedem Quadratzentimeter Haut sowie in jedem Kubikzentimeter Körper finden wir unseren »energetischen Homunkulus«, das seelische Hologramm, das unseren gesamten energetischen Zustand enthält. Die Reflexzonen sind nur die bekanntesten Stellen. Jede Information ist überall.

An ganz bestimmten Stellen unseres Körpers finden wir jedoch die Zentren der Energien und damit der Gefühle. Diese Energiezentren sind uns als Chakras bekannt. Klarheit finden wir im Kopf,

Offenheit im Hals, Liebe sammelt sich im Herzen, Freude sprüht im Oberbauch, unser inneres Feuer im Unterbauch, und Geborgenheit finden wir im Becken. Wer seine Lebensenergie auf eine bestimmte Körperstelle oder einen geistigen Inhalt richtet, verdichtet diese Energien an diesem Ort. Was sich auch immer dort befindet, wird sich vergrößern und in unser Bewusstsein steigen. Energie folgt der Aufmerksamkeit. Ebenso gilt jedoch, dass Energie unsere Aufmerksamkeit formt.

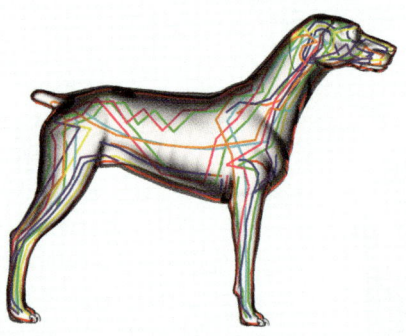

Tiere nutzen ihre Energie, um wortlos miteinander zu kommunizieren. Telepathie ist die emotionale Übertragung von Informationen, wie sie innerhalb unseres Körpers auch in den Reflexzonen geschieht.

Es liegt auf der Hand: Wenn wir Programme erzeugen können, die uns schaden – wie Leistungsdruck –, können wir auch Programme entwickeln, die uns nützlich sind. Wir müssen es nur tun.

Vertrauen wir unserem Bewusstsein, dass es genau weiß, wo die Stellen liegen, die wieder miteinander verbunden werden müssen, um den gewünschten Effekt zu erzielen.

Wie gefiele dir diese Verknüpfung: »Ich möchte jedes Mal, wenn ich mir die Farbe Grün vorstelle, einen warmen Schauer der Liebe erfahren, der mich von oben durchströmt und meinen Körper sanft erfüllt.«

Schöne Idee, aber wie sollen wir das umsetzen? Ganz einfach: Male dir detailliert aus, was du mit deiner Energie erreichen möchtest: ein kostbares Gefühl erzeugen, eine Krankheit auflösen, Entspannung trotz Zeitdruck erfahren – egal was es ist, das Bild sollte klar sein.

Jetzt visualisiere oder denke einfach an einen Knopf, der dieses Programm startet. Sammle all deine Aufmerksamkeit auf diesem Knopf. Das kann sehr schnell gehen oder etwas Zeit brauchen, aber mit Geduld tritt immer das Gewünschte ein. Energetisch können wir uns genauso konditionieren wie neuronal. Das heißt, wer sehr häufig schöne Programme benutzt, kann diese auch schneller abrufen. Der Energie- und Konzentrationsaufwand wird immer geringer.

Unser Energiekörper gleicht einem Computer, der die Energie für die einzelnen Programme aus der Aufmerksamkeit seines Benutzers zieht. Je klarer deine Aufmerksamkeit ist, desto mehr Energie fließt in die Programme. Je länger du deine Aufmerksamkeit dabei hältst, desto mehr Zeit hat das Programm, zu wirken ...

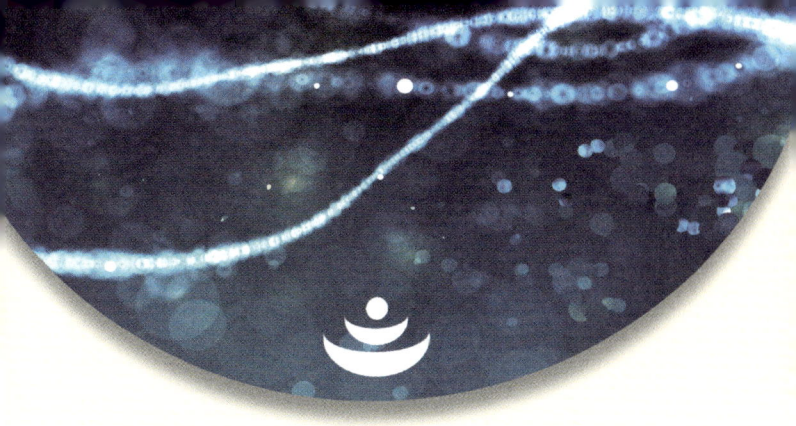

DIE EINSTELLUNG IST ALLES – ÜBERWINDE DIE ANGST

Keine Angst vor der Angst. Angst gehört zu den stärksten Gefühlen, die uns als Menschen gefangen halten. In unserer Vergangenheit hatte die Angst eine berechtigte Funktion: Sie war unser Schutzmechanismus. Der Energieaufwand für eine Flucht vor der Wildkatze war geringer als die Folgen einer übersehenen Bedrohung. Doch jetzt, in der vergleichsweise sicheren Welt, in der wir leben, ist diese Alarmanlage zu empfindlich eingestellt. Ständig werden wir auf drohende Gefahren hingewiesen, die real nicht existieren!

Die Angst gehört zur kühlen, blauen Energie des Kopfchakras. Aus diesem Grund können wir mental sehr leicht Ängste erzeugen. Denken wir an etwas, das uns Angst macht, ist augenblicklich die Angst spürbar. Demnach haben wir mental Kontrolle über die Angst. Aber wie können wir das nutzen?

Zunächst sollten wir uns Zeit nehmen, bewusst Ängste zu erzeugen. Dadurch lernen wir, wie wir dieses Gefühl produzieren. Die Angst entsteht in unserem Kopf. Hier ist der Ort, an dem wir sie stoppen können. Zu jeder Katastrophe, die wir uns ausdenken, entwerfen wir ein erfreuliches Gegenbild. Macht uns die Vorstellung Angst, Haus und Hof zu verlieren, krank zu werden oder einsam zu sterben, malen wir uns aus, wie wir alles behalten, ewig gesund sind und mit Freunden und der Familie zusammenbleiben. Auf diese Weise verlernen wir allmählich, automatisch das schlimmste Szenario anzunehmen und unser System mit Ängsten zu belasten. Ist die Angst bereits spürbar, fühlen wir in den Körper hinein und legen im Geiste besänftigend die Hand an jene Stelle, wo wir die Angst spüren. Wir tun das so oft und so lange, bis sich der kalte Druck erwärmt und vergeht. Wehrt sich der Geist gegen die Angst, blockiert er sie. Eine Heilung findet so nicht statt. Wir sind keine Opfer der Angst. Wir sind die Täter. Es gilt, diese gefühlte Trennung aufzulösen. Wir haben die Angst selbst erschaffen, also können wir uns selbst davon befreien!

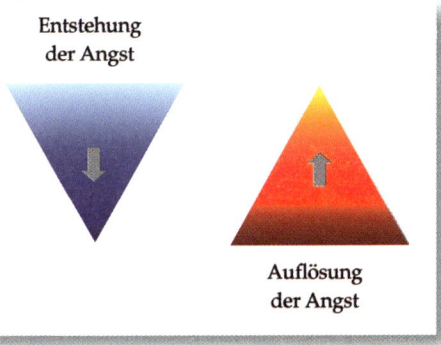

Entstehung
der Angst

Auflösung
der Angst

Die Zentrale der Angst und einer der wichtigsten Punkte zu ihrer stabilen Auflösung liegt an unserem Hinterkopf. An dieser Angstblockade sollten wir nur im Rahmen eines Retreats oder extra dafür vorgesehenen Workshops arbeiten. Du kannst fühlen, ob du diese Blockade besitzt, indem du entspannt in deinen Hinterkopf hineinfühlst. Diese Sammelstelle deiner Ängste wird sich als dumpfer Druck – etwa in Höhe des letzten Halswirbels – zeigen. Diese Angstblockade strahlt häufig in verschieden langen Ausläufern in das Gehirn hinein. Sie erscheint wie eine Krake oder Spinne im Albtraum und kann den Körper anästhesieren. Der Hinterkopf fühlt sich dann taub an.

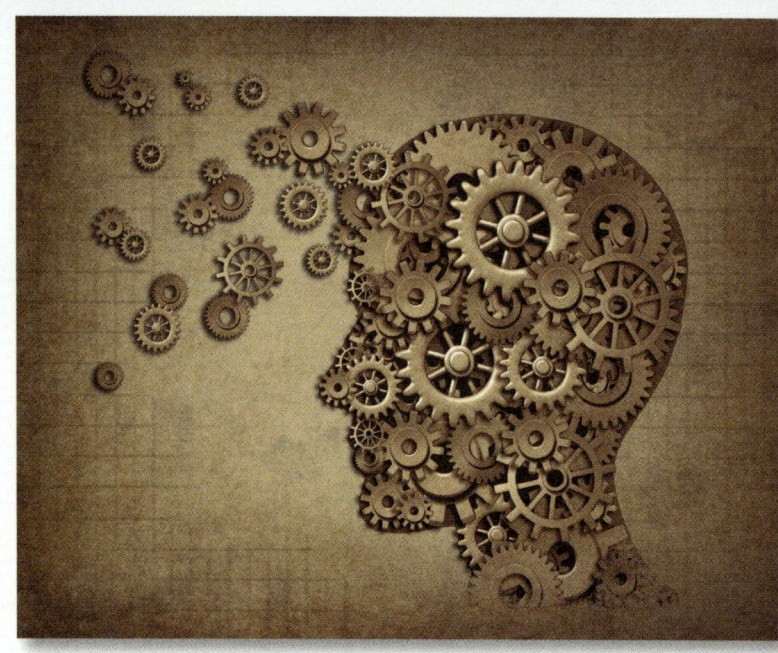

Um diese Blockade aufzulösen, solltest du dir ein warmes, rotes Licht vorstellen, das deinen Hinterkopf füllt: Sieh vor deinem geistigen Auge, wie sich diese Blockade wie eine geballte Faust langsam öffnet und entspannt. Der Hinterkopf sollte weich und frei werden durch die Vorstellung, die du erzeugst. Bringe Bewegung in die blockierte Energie, lass sie kreisen wie ein Zahnrad im Uhrwerk. Du bleibst dabei möglichst entspannt.

Durch die Arbeit an dieser Blockade kann es zu starken Reaktionen kommen. Kältegefühle am ganzen Körper, Zittern und

Konzentrationsstörungen nach der Übung sind normal. Achtung, Autofahren oder geistige Arbeit nach der Übung sind nicht zu empfehlen!

Gute oder schlechte Energie

Was wir bekämpfen, bestärken wir. Zu dieser Wahrheit zählt, dass es keine gute und schlechte Energie gibt, sondern nur Energie, die wir als »negativ« bewerten. So wenig wie es »bösen Strom« gibt, existiert so etwas wie »negative Energie«.

Stell dir vor, du sitzt in der Achterbahn. Es geht rauf und rapide wieder runter, durch den Looping in die Kurve und steil in die Luft. Deine Körperempfindungen reichen von prickelnd bis mulmig, verspannt, dann locker, flattrig und wieder verkrampft – so lange, bis die Achterbahn zum Stillstand kommt. Ein anregendes Erlebnis.
Jetzt stell dir vor, du hättest diese Empfindungen während der Lektüre dieses Buches. Wahrscheinlich bekämst du Panik, und zu alldem gesellten sich Todesängste und das Gefühl, verrückt zu werden. Warum ist diese Erfahrung einer Achterbahnfahrt keine angenehme? Weil du sie nicht erwartet hast.

Im Reich der Energie sind solche Erfahrungen jederzeit möglich. Die Energie kreist in Loopings und Kurven, schwingt, pulsiert und fließt rückwärts. All diese Bewegungen können wir erfahren – und bewerten. Die Erfahrung selbst ist immer gleich. Allein die Bewertung färbt die Erfahrung und verdunkelt unser Bewusstsein.

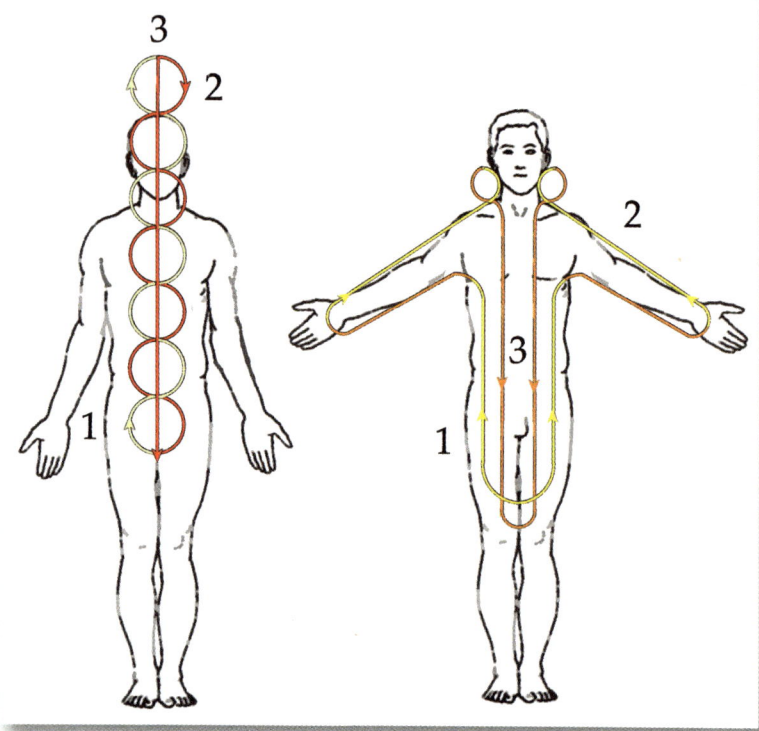

1) Die Energie steigt auf (Yang)
2) Die Energie sinkt ab (Yin)
3) Die Energie ruht

Wie heilsam kann Trauer sein – in melancholischen Liebesliedern, in Tränen der Vergebung oder der Anteilnahme! Wie viel Begeisterung kann Wut entfachen, wenn eine Mutter ihre Kinder verteidigt oder ein Hund sein Herrchen. Wer joggen geht, akzeptiert die Schmerzen in seinen Muskeln und erfreut sich womöglich daran. Während der Arbeit entstehen die gleichen Empfindungen, doch jetzt sind sie Zeichen der Qual, nicht der Freiheit; jetzt wird die Ruhe herbeigesehnt.

Aufgrund unserer negativen Wertungen können wir unseren Gefühlen nicht vertrauen – und tun ihnen damit unrecht. Denn die Gefühle sind unsere stärkste Kraft. Wir dürfen unseren Gefühlen vertrauen, wenn sie frei von Druck und Spannung auftreten. Unterdrückte Gefühle erzeugen auch fühlbaren Druck im Körper. Denn wer nichts unterdrückt, den bedrückt auch nichts. Als dauerhafte Blockade zeigen sich diese verdrängten Gefühle in leicht ziehenden oder dumpf drückenden Stellen im Körper. Im Alltag messen wir diesen »Druckpunkten« keine besondere Bedeutung bei. Aber in der Meditation können wir über die Druckpunkte unsere energetischen Blockaden ausfindig machen.

Natürlich gibt es langsam schwingende, dunkle Energie und es gibt schnell schwingende, helle Energie. Aber dunkel bedeutet nicht automatisch schlecht, so wenig wie hell sofort gut bedeutet. Wer käme bei Mozarts Sinfonien auf die Idee, die tiefen Töne als schlecht zu bezeichnen und die hohen Töne als gut? Wie in der Musik ist bei der Energie die Harmonie entscheidend, die ihre Mischung erzeugt.

Die Chakras und Meridiane kommunizieren. Sie wechselwirken miteinander. So kann es zu zwei unterschiedlichen Blockaden kommen: den dunklen und den hellen.

Eine dunkle Blockade ist unterdrückte oder sogar abgespaltene Energie, die wieder zu uns gehören möchte und mit körperlichen oder geistigen Symptomen auf sich aufmerksam macht.

Eine helle Blockade ist Energie, die vorübergehend oder nachhaltig unseren Energiekörper stört. Dazu gehören der sprichwörtliche »Dickkopf« ebenso wie Leistungsdruck.

Verdrängen wir ein Gefühl, entspricht das einer dunklen Blockade.

Verleugnen wir Wissen oder Gefühle, entsteht eine helle Blockade.

Dunkle Blockaden sind verdrängte Energie, die wir wieder integrieren müssen (siehe Kapitel »Irrtümer der Chakrareinigung«).

Helle Blockaden lösen sich in der Eigenenergie auf (siehe Kapitel »Werde dein Meister«).

Die folgende Übung kann dir helfen, Energien wie Leistungsdruck, Ängste, Wut, Neid oder Gier zu integrieren.

Übung

Es gibt keine gute oder schlechte Energie, nur Energie. Diesen Umstand können wir nutzen. Dafür fühlen wir in unseren Körper hinein: Alles was uns bedrückt oder belastet, sehen wir als reine Energie, mit der wir unseren Körper aufladen wollen. Statt in der passiven Opferrolle zu verharren, in der wir von Energien und Gefühlen traktiert oder gequält werden, ziehen wir Kraft aus jedem »Angriff«.

Je stärker wir attackiert werden, desto mehr Energie können wir gewinnen! Statt uns schwächen und zermürben zu lassen, nähren und stärken wir uns selbst mit all der Energie, die wir uns an den drückenden oder schmerzhaften Stellen unseres Körpers zur Verfügung stellen. Jede Last auf unseren Schultern, jede Angst oder Trauer auf unserer Brust wird damit eine Quelle der Kraft.

Achte nicht auf die Gefühle, die in der Energie enthalten sein mögen. Sie interessieren dich nicht. Du willst allein die darin verborgene Energie. Davon ernährst du dich.

Vielleicht hilft es dir, daran zu denken, dass Druck, Leere, Hitze und Kälte allesamt in Energie verwandelt werden können. Jede Körperempfindung ist Energie, nichts weiter. Und als diese reine Energie nehmen wir sie in uns auf. Wir wachsen an ihr.

Mit etwas Übung kannst du das Druckgefühl sogar noch verstärken, sobald du es spürst. Je härter der Angriff, desto mehr Energie wirst du daraus ziehen!

Sauge auch aus mehreren Körperstellen zugleich Energie. Fühle in das Kraftfeld hinein, das bei jedem Angriff stärker wird. Es bricht wahrscheinlich zusammen, wenn du es nicht aktiv in deiner Vorstellung erzeugst. Stabilisiere es in deinem Bewusstsein, verankere es, bis es sogar im Tiefschlaf Kraft aus jedem Angriff zieht.

Dein Ego und du

Dein Ego ist nicht das Problem, sondern dass du dich damit quälst. Das Ego ist so real wie deine Hand. Du kannst es ruhen lassen oder dich selbst damit schlagen. So unsinnig wie die Idee, die eigene Hand loszuwerden, ist darum die Vorstellung, dein Ego amputieren zu müssen. Was in den letzten Jahrzehnten von den Gurus verbreitet wurde, legt uns nahe, gerade dies zu versuchen.

Allerdings löscht auch das tiefste Erleuchtungserlebnis das Ego nicht vollkommen aus. Wie sollte es auch? Ist das Ego etwa kein Teil von uns, gleichwertig neben Verstand und Gefühl anzusiedeln? Ohne Ego ist es unmöglich, in einer modernen Gesellschaft zu überleben. Das Ego ist ein angeborener Teil von uns, und jeder Versuch, es loszuwerden, führt in die Selbsttäuschung oder Zwangsneurose.

So wähnte sich ein Klient von mir der Erleuchtung näher, wenn er das Personalpronomen »ich« aus seinem Vokabular strich. Er vermied es, Sätze zu sagen oder zu denken, in denen das Wörtchen »ich« vorkam. Er verfiel sogar in starke Selbstvorwürfe, glitt ihm doch einmal das böse »ich« dazwischen. Auf diese Weise können wir das Ego nicht loswerden. Aber wir können es durchsichtig machen, transparent für die magischen Prozesse des Universums dahinter. Dann tritt es zurück und verschmilzt mit den göttlichen Kräften.

Auch ein Buddha oder Gott spricht von sich selbst als »ich«. Es ist eine falsche Vorstellung, Wut, Trauer oder das Ego würden einfach verschwinden und sich in Luft auflösen. Wenn ich alles bin, was existiert, bin ich auch die Wut, die Trauer und das Ego ... Aber ich bin auch die Liebe, die Freude und der Augenblick und damit die Freiheit. Die Freiheit, mich zu entscheiden, was ich sein möchte. Wer in dieser Freiheit ruht, entscheidet sich kaum für das Leid, die Wut, die Trauer oder das Ego.

Ego und Verstand unterscheiden sich durch ihre Funktion. Der Verstand liefert Argumente und analysiert. Das Ego bewertet einfach die Ergebnisse und Zwischenergebnisse als »gut« oder »schlecht«. Es ist die einzige wertende Instanz in uns. Wie unsere übrigen Teile will es seine Aufgabe gut erfüllen. Das Ego will werten.

Je schlechter wir uns fühlen, desto stärker werten wir. Darin liegt das Problem. Jeder Mensch ist ein Kollektiv, in dem jede Instanz gleiches Stimmrecht besitzen sollte. Bei den meisten herrscht jedoch die Diktatur. Das Ego setzt seine Wertungen gegenüber den wertfreien Instanzen durch. Wertet das Ego ein Gefühl als negativ, verhindert es die freie Entfaltung dieser Energie. Es geschieht das Gleiche wie in den Dramen und Tragödien der Bühne: Die Konflikte häufen sich. Plötzlich stehen sich zwei Energien gegenüber, die gegeneinander arbeiten statt zusammen.

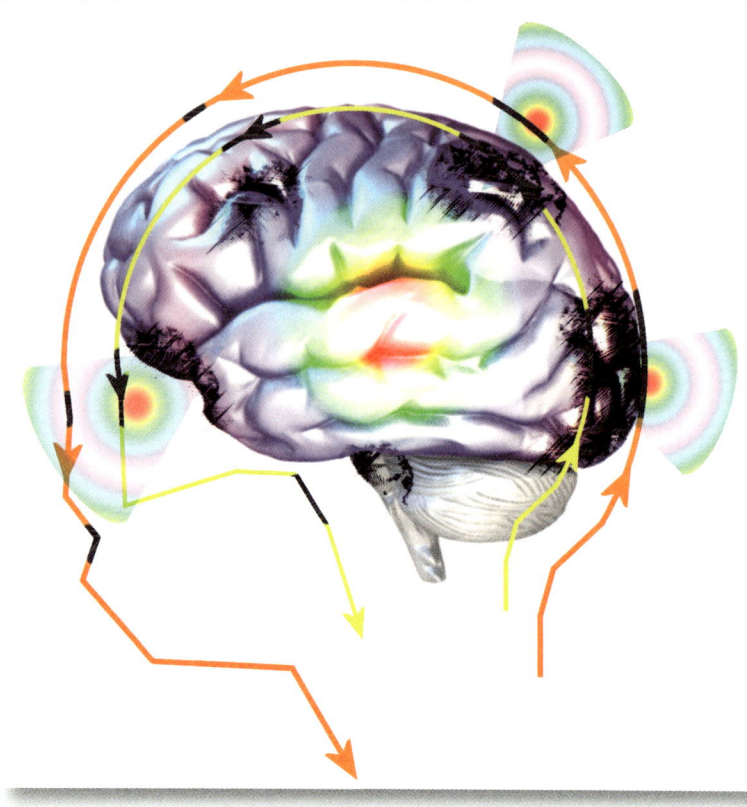

Wertet das Ego ein Gefühl als negativ, wird es seine freie Ausbreitung bekämpfen. Das Gefühl hakt sich im Energiekörper fest.

Derart kann sich das Ego durch seine negativen Wertungen selbst von den Energien abschneiden, die es versorgen. Das Ego kann aufgrund seiner negativen Wertungen energetisch unterversorgt sein wie ein Organ. Es kann sogar abgestoßen werden, wenn es stark unterdrückt wurde oder als störend abgelehnt wird. Viele spirituelle Menschen leiden an diesem Phänomen. Unzählige Lektionen über die Egolosigkeit als Lösung all ihrer Probleme haben sie in diese Sackgasse geführt. Dass wir unser »inneres Kind« unterdrücken können, davon haben schon viele gehört. Aber die Erkenntnis, dass wir auch unser Ego unterdrücken können, muss noch populärer werden. Beides erzeugt Stress.

Die Wertung ist nicht das Problem, sondern die darin verborgene Ablehnung. In der Energiearbeit können wir darum zwischen einem klaren, zufriedenen Ego und einem verdunkelten, gestressten Ego unterscheiden. Die fühlbaren Auswirkungen eines gestressten Ego sind: Kopfschmerzen im Stirnbereich, chronische Unzufriedenheit, plötzliche Gefühlsausbrüche und Depressionen.

Um diese Problematik zu beheben, fühlst du regelmäßig in deine Stirn und den Vorderkopf hinein. Lass diesen gefühlten Druck als angestaute Energie aus der Stirn entweichen. Es hilft, die Energie weit in den Raum zu leuchten wie aus einer Lampe an der Stirn. Es hilft zudem, sich auch im Alltag ganz bewusst und ohne Reue negative Wertungen zu erlauben. Dein Ego macht nur seinen Job, dafür sollte es nicht bestraft werden! Überdies ist es hilfreich, innerlich einen Schritt zurückzutreten. Das Ego denkt dualistisch. Es sagt »Ja« oder »Nein«, »gut« oder »schlecht«. Sollte sich eine solche Wertung einstellen, versuche einmal zu sagen: »Nicht ich finde es schlecht, sondern ein Teil von mir findet das alles hier schlecht.« Oder:

»Nicht ich bin wütend/verzweifelt/traurig, sondern ein Teil von mir ist wütend/verzweifelt/traurig.«

Auf diese Weise erreichen wir einen mentalen Zustand, in dem wir zum Hintergrund geworden sind, der all dies neutral erfährt. Wir sehen, dass wir weder unsere Lebensgeschichte noch unsere Gedanken oder unser Körpergefühl, ja nicht einmal unsere Gefühle sind, sondern reines Bewusstsein, das hinter all diesen Instanzen steht, um all dies zu erleben.

Werde dein Meister

Verzeihe dir, was du bist, und werde dein eigener Meister. Es gibt Menschen auf unserem kleinen Planeten, die Unglaubliches zu tun vermögen. Der blinde Junge Ben Underwood konnte seine Umgebung wie eine Fledermaus per Echoortung detailliert genug wahrnehmen, um Fahrrad zu fahren und Basketball zu spielen. Der Serbe Slavisa Pajkic vermag so viel Elektrizität zu speichern und wieder abzugeben, dass er eine Wurst zwischen zwei Gabeln röstet und ein Glas Wasser zum Kochen bringt. Der Niederländer Wim Hof bestieg nur in Shorts bekleidet den Mount Everest, lief ebenso leicht bekleidet einen halben Marathon über den eisverschneiten Polarkreis in Finnland und hält den Weltrekord im Eisbaden.

Immer wieder werden Menschen mit außergewöhnlichen Fähigkeiten geboren. Einige sind zur Telekinese fähig. An anderen haftet alles, was ihnen an den Körper gelegt wird:

Aschenbecher, Kunststoffteile, schwere Metallwerkzeuge, selbst Holz – ein Phänomen, das von der Wissenschaft untersucht und für real befunden wurde und als Biomagnetismus in die Geschichte einging.

Wir alle nehmen nur Teilstücke der Frequenzen wahr, in denen unsere Realität schwingt. Menschen wie Ben Underwood oder Slavisa Pajkic offenbaren uns, dass hinter dem Vorhang aus Raum und Zeit völlig neue Welten verborgen liegen.

Aus diesem Grund sind unzählige Pilger rund um die Welt auf der Suche. Sie suchen ein Wesen, das ihnen gottgleich erscheint. Ihren Guru und Meister.

Dass es sinnvoll ist, sich Rat zu holen, um mit schwierigen Situationen fertig zu werden, steht außer Frage. Aber die Glorifizierung eines anderen Wesens überstrahlt die Gleichheit aller Dinge. Es ist unsere Bedürftigkeit, die Götter außerhalb von uns erschafft. Der Weg zur Einheit führt über die Aufhebung der Trennung, die Götter außerhalb von uns erschafft. Der Weg zur Einheit führt über die Aufhebung der Trennung, die wir empfinden; sogar Aufhebung der Trennung zwischen dir und Gott, dir und den Engeln – ebenso wie zwischen dir und jedem Leid auf der Erde ...

Wer lange genug sucht, in dem wird die Erkenntnis reifen, dass er mit der Suche nach dem perfekten Meister auf der Suche nach einem idealen Spiegelbild ist. In Wahrheit sucht er nicht Frieden und Freiheit, sondern allmächtige Größe und Erfolg. Auf dieser Suche bleibt er verzaubert von seinem göttlichen Spiegelbild in der ewigen Suche gefangen.

Die Wunde dieser Menschen ist in der Kindheit zu finden. Eltern, die nur mit sich beschäftigt waren, doch perfekte Kinder wünschten, sind der Hauptgrund für dieses Symptom. Wessen Vater brillante Schulnoten erwartete, aber trotzdem nie Zeit zum Spielen hatte; wessen Mutter mehr auf die Haare als die Gefühle achtete, dem fehlt diese Zuneigung noch immer.

Das Kind wird bei narzisstischen Eltern zum Spiegel. Ein perfektes Abbild ihrer selbst. Seine Gefühle werden nicht wahrgenommen. Das Kind soll den Selbstwert der Eltern stärken. Ist es dafür nützlich, wird es gelobt und mit Aufmerksamkeit übergossen. Hat es diese Leistung nicht erbracht, ist es wertlos und wird entsprechend behandelt. In diesem Spannungsfeld wachsen Kinder heran mit dem Lebensgefühl: »Man kann mich nicht um meiner selbst willen lieben.« Eine tief sitzende Wunde, die dazu führt, dass diese Menschen immer neu ihren Wert unter Beweis stellen müssen.

Diese Menschen tun sich besonders schwer mit den Grundregeln der Meditation und Erleuchtung. Zum einen fühlen sie sich magisch davon angezogen, ein fehlerfreies, göttliches Wesen zu sein. Zum anderen fürchten sie nichts mehr, als sich selbst loszulassen. Das Ziel dieser Menschen ist es ja, dass es endlich ausschließlich um sie gehen soll. Die Welt soll um sie kreisen, alle Aufmerksamkeit ihnen gehören. Liebe ist zugleich ein wunder Punkt, der nicht berührt werden darf. Denn wahrer Liebe zu begegnen, setzt Liebe im Narzissten voraus. Und diese Wunde schmerzt zu sehr, als dass der Narzisst dort berührt werden möchte. Darum halten Narzissten – bei allem Ringen um die Aufmerksamkeit – stets einen Sicherheitsabstand zu anderen Menschen. Niemand kommt richtig an sie heran. Niemand darf ihr Herz berühren. Somit sind sie allein, und um diese Einsamkeit zu überdecken, flüchten sie erneut in Leistung und Anerkennung.

In Wahrheit sollten Kopf und Verstand die Diener des Herzens und unserer Gefühle sein. Leider spielen sich die Gedanken in unserer Kultur noch immer als die Herrscher auf. Damit leben wir in einer psychisch verkehrten Welt.

Um diese Welt wieder richtigzustellen, müssen unsere Gedanken zurücktreten und den Gefühlen Raum geben.

Fühle dafür in den Körperbereich deines Herzens. Spüre deinen Körper an der Stelle, wo das Herzchakra verortet ist. Jetzt sprich im Geiste zu deinem Herzen:

»Ich bin dein Schüler, zeige mir, wie du dich entfaltest. Ich bin dein Diener, zeige mir, wie du diesen Körper entspannst.« Sage dies ruhig mehrere Male hintereinander und mit einer Haltung, die der Aussage entspricht. Lass jetzt deine Gefühle aufsteigen und ihre Energie deinen Körper durchströmen, wie sie es wünschen. Verstand und Kopf sind jetzt Diener dieser Energie und sollten hilfreich sein bei ihrer Ausbreitung.

Deine ganze Aufgabe besteht darin, den Körper für die gelungene Ausbreitung deines Herzens freizugeben. Fühle, wo sich Widerstände zeigen, und gib diese frei. Du kannst bewusst mit der Liebe deines Herzens verschmelzen, indem du dich selbst darin erkennst (»Das bin ich«).

Sinn und Unsinn des Leides

Die Freiheit ruht hinter Lust und Leid. Wir können nicht etwas als sinnvoll erachten, ohne dass zugleich die Dinge daneben ihren Sinn verlieren. Wer die Masse eines Higgs-Bosons erforschen möchte, dem wird die Arbeit in einer Großküche sinnlos erscheinen.

Je kleiner der Raum ist, der einem Leben Sinn verleiht, desto größer ist der sinnleere Raum ringsum. Umgekehrt verkleinert sich die Sinnlosigkeit der Welt, sobald wir den Radius der Sinnhaftigkeit vergrößern. Das können wir, indem wir unsere emotionalen Bedürfnisse stillen, die uns an bestimmte Tätigkeiten oder Objekte binden.

Sollte es uns gelingen, den Sinn des Lebens auf alle bestehenden Dinge auszuweiten, geschieht etwas Erstaunliches: Jedes Ding und jede Tätigkeiten der Welt erscheint plötzlich sinnvoll und sinnlos zugleich. Sinn und Unsinn der Dinge sind nun auf merkwürdige Weise ein und dasselbe und nicht mehr voneinander zu trennen. Zugleich wird klar, dass dies der natürliche Zustand der Dinge ist, immer war und immer sein wird. Allein unsere kleine, auf uns und unsere eigenen Bedürfnisse begrenzte Wahrnehmung hat uns abgehalten, dies zu erkennen.

Diese Erkenntnis entspricht der Leerheit der Dinge. Wer in sie eintaucht, kann frei wählen, was er als sinnvoll erachten möchte und was nicht. Zugleich kann er diese Dinge und Tätigkeiten jederzeit loslassen. Denn Sinn ist nichts, was wir aufnehmen, sondern was wir in die Dinge hineinprojizieren. Das ist die Leerheit der Dinge.

Auf das Leid der Welt übertragen, wohnt jedem Leid so viel wie so wenig Sinn inne. Plötzlich wählen wir selbst: Betrachten wir die Leiden als Zeichen der spirituellen Entwicklung, enthalten sie erstaunlich viel Sinn. Ohne dieses Ziel rutscht der Sinn an ihnen ab und wir leiden vollkommen sinnlos. Was hat das zu bedeuten?

Wer seine Wertungen aufgibt, findet sich in einem Raum der Freiheit wieder, in dem er wählen kann, wie viel oder wie wenig Sinn in seinem Leiden enthalten sein soll. Die Wahl seiner Wertung kann jetzt zugunsten der Linderung erfolgen. Hilft es ihm, Sinn im Leid zu sehen, kann er Sinn darin finden. Hilft es ihm, über das sinnfreie Leben zu lachen, kann er frei wählen, wie viel Sinn in seinen Leiden enthalten sein soll oder wie wenig.

Jeder Erleuchtete berichtet, dass der Schmerz und das Leid, das die Menschen empfinden, illusorisch ist und die Erkenntnis der wahren Natur sie von diesem Leiden befreit. Je tiefer unsere Fragen im Dreck des Leides wühlen, desto klarer strahlt die Einheit aller Dinge als funkelnde Antwort hervor. Aber die Vorstellung, es gebe zwei einzelne Welten, die des reinen Seins und die des reinen Leides, ist heimtückisch. Die Wahrheit der einen Welt negiert nicht die Wahrheit der anderen. Beide Welten existieren zugleich, so wie auch wir in beiden Welten zugleich existieren. Es geht also darum, frei zu wählen.

Summe aller Dinge

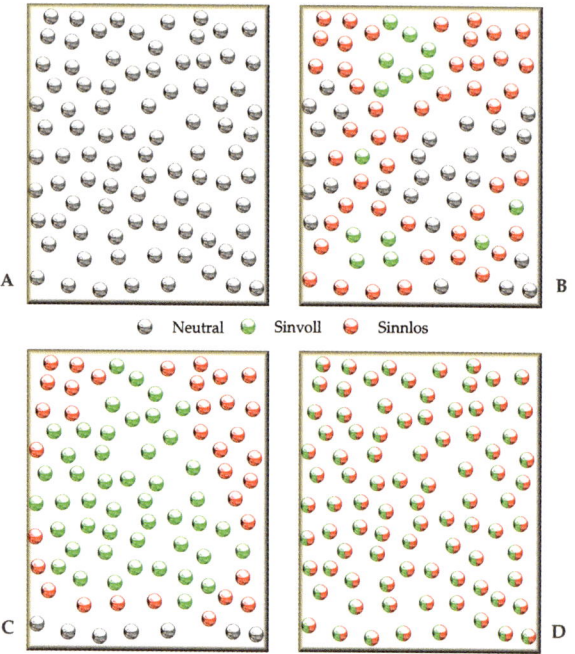

A | B
C | D

Neutral   Sinvoll   Sinnlos

Zunächst stehen wir allen Dingen neutral gegenüber (A). Sobald wir auswählen, was sinnvoll für uns ist, wird uns alles jenseits davon sinnlos erscheinen (B). Erweitern wir den Radius, der uns als sinnvoll erscheint, verringern wir automatisch die Sinnlosigkeit im Leben (C). Ist der Sinn des Lebens auf alle Dinge des Lebens ausgeweitet, ist plötzlich alles ebenso sinnvoll wie sinnlos (D). Dies ist die Leerheit der Dinge, die unsere Freiheit bedeutet.

Die Möglichkeit, geistige Probleme selbst zu erschaffen, bezeugt die Möglichkeit, sich selbst daraus zu befreien. Wer sein Leben als Pfad begreift, wird erkennen, dass die Widerstände, die er erfährt, Widerstände in seinem Bewusstsein sind. Wir wehren uns gegen etwas, das wir selbst erschaffen haben. Die Seele schmerzt und wir trennen sie in zwei Teile: einen Teil, der wehtut, und einen Teil, der sich gegen den schmerzenden Teil wehrt. Der Beginn eines Kampfes gegen den eigenen Körper, der mit Zigaretten und Alkohol betäubt werden kann. Jetzt ist der leidvolle Knoten perfekt.

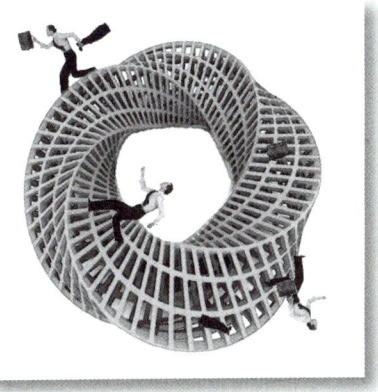

Aber wir haben uns selbst diese Ketten angelegt; wir können uns auch selbst davon befreien. In extremen Situationen wachsen wir über uns selbst hinaus – wie die Mutter, die einen Kleinwagen anhob, um ihre Kinder darunter zu befreien; wie der Hund, der halb Amerika durchquerte, um seine Familie wiederzusehen. Die Selbstlosigkeit überspringt eine Grenze, die uns das »Selbst« gesetzt hat. Wir haben den Schmerz und das Leid erschaffen, weil wir es können. Jetzt sollten wir Liebe und Frieden erschaffen, weil wir es können.

Schuld und Sühne, Himmel und Hölle, Karma als Strafe oder Belohnung für unsere Taten – die Ursachen für das Leid sind so vielfältig, dass wir sie nicht ergründen können. Es spielt keine Rolle, woher das Leid stammt, sondern wie wir es annehmen können. Ob wir leiden, ist abhängig von unserem Geist, der sich als gefesselt oder frei begreift.

Was uns seit Buddha jeder Erleuchtete zu sagen versucht, ist dies: »Was uns zusetzt, will erhört werden.« Das Leid ist keine Illusion. Die Illusion besteht in der empfundenen Trennung zwischen mir als jemand, der das Leid empfindet, und mir als jemand, der das Leid erzeugt. Es gibt keine Trennung, die nicht im Bewusstsein erschaffen wäre. Sobald wir uns bewusst werden, dass wir es selbst sind, die das Leid und die Sinnlosigkeit erzeugen, können wir es ablegen wie eine Rüstung nach der Schlacht.

Begreiflich ist dies bei Leiden, die wir aufgrund ihrer vermeintlichen Sinnhaltigkeit erzeugen (»Warum tut Gott mir das an?«). Du bist der Gott, den du anklagst. Du bist die Angst, die dich erschreckt. Du bist die Wut, die dich schüttelt. Du bist die Schatten, die du zu flüchten versuchst. Aber du bist auch die Liebe und die Freude, die du dir ein Leben lang wünschst ...

Auf diesem Weg wirst du erkennen, dass alles selbstlos ist; dass nichts in der Welt eine Eigennatur, eine unabhängige

Identität besitzt. Was dir zuvor unendlich schwergefallen sein mag – das Loslassen deiner materiellen Ziele –, ist plötzlich ganz einfach.

Der Weg, der dem Willen eines Menschen folgt, führt nirgendwohin. Der Weg, der das Glück aller verfolgt, führt zur Verwirklichung. In der Leerheit folgt jedem Verlust ein bleibender Gewinn. Sobald der Sinn mit seinem Gegenstück verschmilzt, entsteht etwas Neues: wahre Freiheit im Hier und Jetzt.

Identifizieren wir uns nicht länger mit den Rollen, die uns zugeschoben wurden! Jeder Augenblick bietet uns die Gelegenheit, für ihn zu leben. Manche Augenblicke verlangen es sogar. Wer mutig genug ist, sich dem Augenblick hinzugeben, sich auf das einzulassen, was er fürchtet, sich dem zuzuwenden, was er hasst, und jenes zu bejahen, was er verneint, wird frei sein. Wer etwas von sich oder für sich zurückbehält, der versteckt seinen Reichtum vor sich selbst. Der bleibt ein Bettler im Palast seines Körpers.

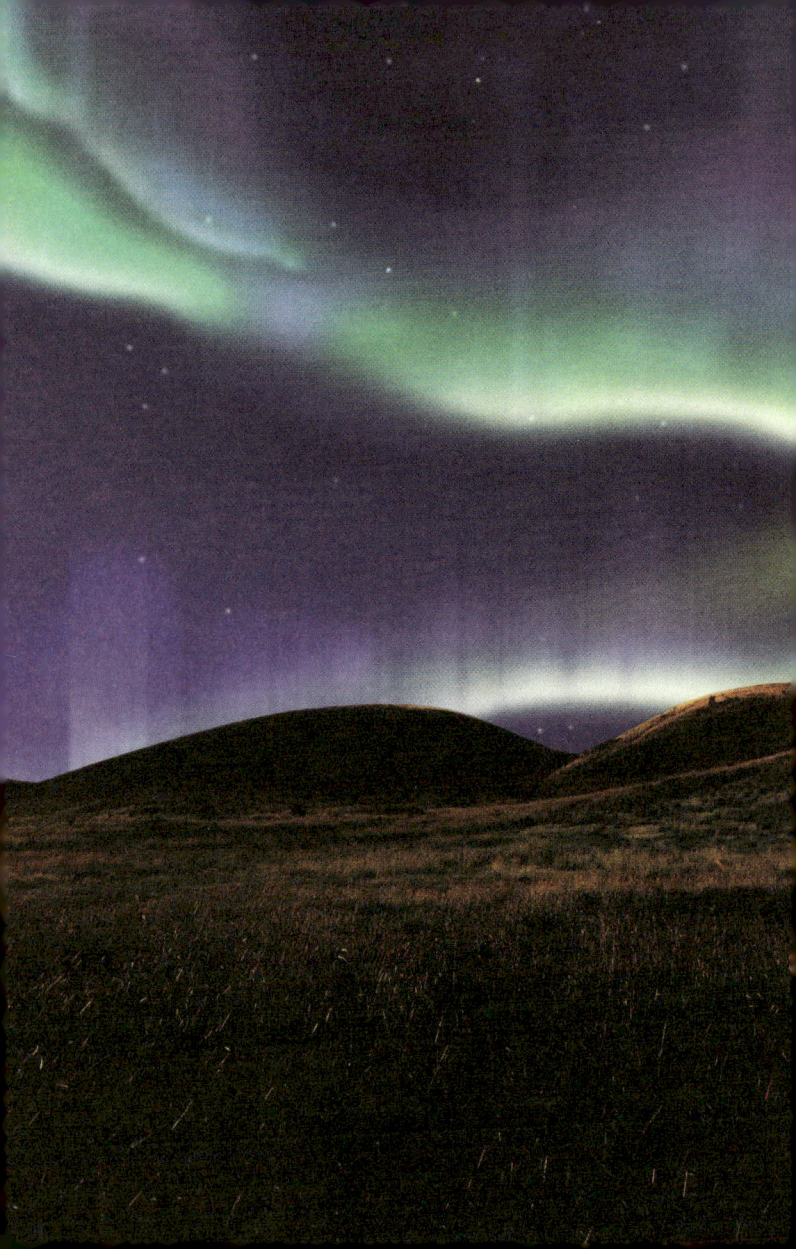

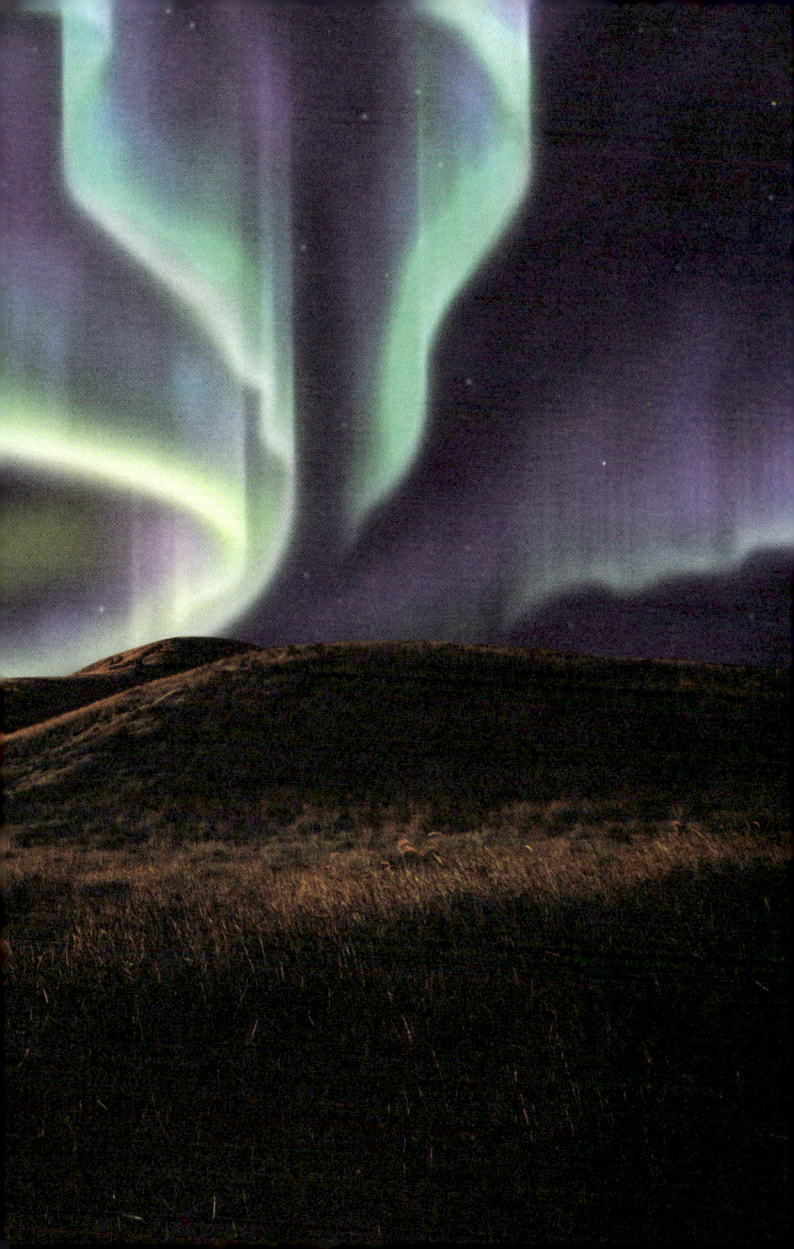

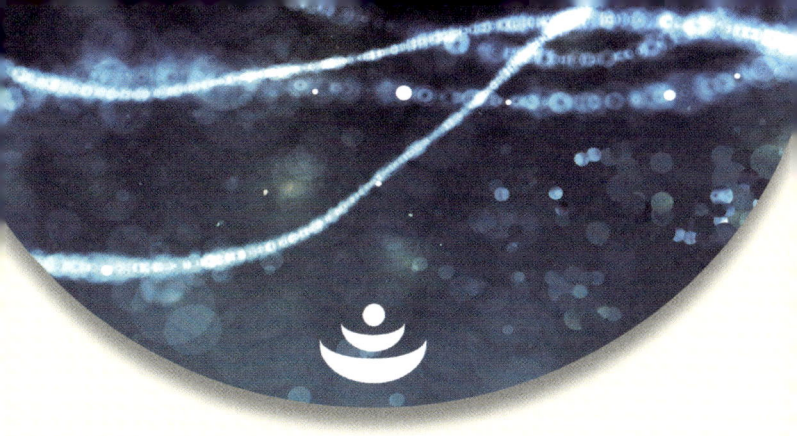

FRAGEN & ANTWORTEN

Warum leiden wir?

Leid entsteht aus einem Missverständnis zwischen dem, was sich in Raum und Zeit begrenzt fühlt, und dem, was jenseits davon ruht. Also zwischen dem Ego und dem Bewusstsein. Arbeiten diese Teile von uns gegeneinander, entsteht Reibung und damit das Leid, das wir subjektiv empfinden. Würde ich nichts persönlich nehmen, liefe jeder Angriff der Welt ins Leere. Aber das ist eine anspruchsvolle Strategie. Eine alltagstaugliche Strategie lautet, die Spannungen im Körper als Energie zu sehen, die ich *für* mich, statt gegen mich verwende. Stress entsteht, wenn ich meine Energie gegen mich richte. Entspannung entsteht, wenn ich die Widerstände gegen meine Energie loslasse. Die Lösung ist damit klar, wir müssen es nur umsetzen. Das erfordert eine willentliche Entscheidung.

Und wenn wir uns dafür entscheiden, können wir konfliktfrei leben?

Ja, wenn wir unsere Haltung gegenüber den Leiden und den Konflikten ändern und nicht versuchen, das Leid und die Konflikte vollends zu beheben.

Wie können wir heilsam mit Konflikten umgehen?

Indem wir uns nicht vor ihnen verschließen, sondern uns ihnen mit allen Sinnen zuwenden. Der Versuch, sich aus jedem Konflikt herauszuhalten oder den Konflikt sofort zu beheben, führt entweder zur Isolation oder zur Konfrontation. In Wahrheit sind Arbeit und Ruhe, Stillstand und Wandel, Kraft und Mühelosigkeit für das Bewusstsein keine Gegensätze. Sie sind eins. Aus der Perspektive des Bewusstseins sind wir ruhig, weil wir arbeiten, stehen wir still, weil wir uns wandeln, und besitzen mühelos die höchste Kraft ... So im Alltag zu denken, öffnet neue Wege zur Lösung unliebsamer Situationen.

Was ist, wenn wir verletzt werden?

Die Erfahrung, emotional verletzt werden zu können, ist eine Konditionierung, die wir Schritt für Schritt ablegen können. Jedes Lebewesen hat Gefühle. Wer Gefühle hat, kann verletzt werden. Wer verletzt wurde, möchte sich schützen. Wer sich schützen will, isoliert sich. Wer sich isoliert, lebt in Trennung. Wer in Trennung lebt, ist seiner größten Kraft beraubt. Diese ganze unheilvolle Kette ist entstanden, weil wir davon ausgegangen sind, etwas in uns beschützen zu müssen. Wer hingegen sein Herz so weit öffnet, dass er von jedem zutiefst verletzt werden könnte, wird die Erfahrung machen, dass der Kern aller Dinge unzerstörbar ist. In Wahrheit ist unsere Liebe ewig. Sie muss nicht beschützt werden, weil sie unzerstörbar ist – wie wir selbst.

Hilft positives Denken, dorthin zu kommen?

Positives Denken ist gut, positives Fühlen ist besser. Wer eine bittere Pille überzuckert, macht sie nur vorübergehend süßer. Dahinter steckt die Strategie, sich den bitteren, negativen Gefühlen nicht zu stellen, um sich den süßen, positiven Gedanken zu widmen. Aber Gedanken sind endlich, das Bewusstsein ist unendlich. Unsere Gedanken wirken nur innerhalb eines bestimmten Raumes zu einer bestimmten Zeit. Was jemand vor zwanzig Jahren gedacht hat, kann vollkommen verschieden sein von dem, was er heute denkt. Für Hellsichtige ist diese Tatsache sogar sichtbar, wenn Gedanken im Aurafeld schweifen, wie Lanzen herausstechen oder sanft aus dem Kopf austreten. Eine Bewusstseinsebene tiefer bewegt sich ein Teil von uns außerhalb der Zeit: unsere Gefühle. Was eine Person vor zwanzig Jahren gefühlt hat, kann sie immer noch fühlen oder es weckt nach wie vor die gleichen extremen Reaktionen. Noch eine Ebene tiefer bewegt sich etwas von uns völlig losgelöst von Raum und Zeit. Dieses Bewusstsein setzt unsere Gedanken und Gefühle in Bewegungen, Farben und Muster um. Mit dieser tieferen und mächtigeren Ebene der Gefühlswelt zu arbeiten, halte ich für sinnvoller.

Wie können wir angstfreie Zustände erreichen?

Indem wir den Geist entspannen und tiefer in unseren Körper hineinfühlen, bis keine Stelle besondere Aufmerksamkeit verlangt oder bekommt. Wir sind einfach nur da, nicht mehr und nicht weniger. Das können wir nur erreichen, wenn wir das Streben aufgeben, den Leistungsdruck. Also den Wunsch, mit unseren Gefühlen und Gedanken etwas anderes zu erreichen außer körperliches und geistiges Wohlempfinden.

Gefühle anderer Menschen können feinstofflich auf uns übertragen werden. Schadet uns die Aufnahme fremder

Wut, fremden Hasses oder Trauer? Und können wir mit einem Fluch belegt werden?

Was energetisch schlecht ist für uns und was nicht, entscheiden wir selbst. Im Gegensatz zur Radioaktivität, bei der unsere positive oder negative Einstellung ihr gegenüber wenig Einfluss darauf hat, ob wir eine schädliche Dosis abbekommen oder nicht, legen wir im Reich der Lebensenergie diese »schädliche Menge« selbst fest. Der Glaube, dass uns etwas schadet, ist die Ursache dafür, dass es uns tatsächlich schadet. Negative Einflüsse gehören – wie Krankheitserreger – zum Leben dazu. Sie auszugrenzen bedeutet, einen Teil von sich selbst auszugrenzen, und Trennung führt zu Konflikten. Wächst jemand völlig keimfrei auf, kollabiert sein Immunsystem, sobald er ungefilterte Luft einatmet. Energetisch wäre das genauso.

Aber die subjektive Empfindung kann sehr stark sein, dass uns bestimmte Personen Energie rauben, während andere uns stärken. Gibt es Energieräuber oder nicht?

Energie kann gespendet und genommen werden. Dennoch ist der Konflikt des Energieraubs selbst erzeugt. Erstens produziert unser Bewusstsein unendlich viel Energie und füllt die Verluste sofort wieder auf. Zweitens sind es eigene Schwachstellen, die im Kontakt mit einer anderen Person schmerzhaft in Schwingung gebracht werden. Es ist die energetische Version der Empathie. Wir fühlen, was andere fühlen, selbst wenn es nicht ausgesprochen wird. Schmerz und Kummer bereiten kann mir also nur ein Gefühl, das in mir selbst unterdrückt ist. Sobald ich meine eigene Angst, Wut oder Trauer befreit habe, empfinde ich diese Emotionen bei anderen Menschen weder als Bedrohung noch als Belastung. Fühle ich mich in Gegenwart bestimmter Menschen unwohl, kann ich das als Hinweis sehen, welche Gefühle in mir noch aufgearbeitet werden können.

Wie lässt sich besser zwischen eigenen und fremden Energien unterscheiden? Woher kann ich wissen, ob eine Empfindung von mir stammt oder von jemand anderem?

Die Zeit ist hierfür ein nützliches Instrument. Setzt sich jemand in der Bahn neben dich und du spürst ein plötzliches Unwohlsein, Kopfschmerzen oder ähnliche Symptome, die jedoch verschwinden, sobald die Person die Bahn verlässt, hat dein Körper die Energien der Person gespiegelt. Sollten die Symptome länger bestehen bleiben, haben sie mit dir zu tun. Distanziere dich räumlich von dieser Person oder verweigere dich willentlich diesen Gefühlen. Bleiben sie bestehen, hast du dich an sie verhaftet, und damit gehören sie auch zu dir. Wer nach einem Gefühl greift, darf sich nicht beschweren, es zu besitzen. Wer tief genug in sein Bewusstsein eintaucht, wird erleben, wie alles zu einem persönlichen Prozess wird. Darum ist jede Grenze in Wahrheit willkürlich gezogen. Der Leidensdruck entsteht also nur an solchen Stellen, die ich der Welt als »Druckpunkt« zur Verfügung stelle. Die Eindrücke der Welt setzen mir nur dort zu, wo ich ihnen Widerstand entgegenbringe.

Trotzdem scheint es sinnvoll, sich abgrenzen zu können. Wie geht das?

Wir verschließen im Geiste unsere Seele vor der Welt. Dann sind wir allein und sicher. Gelingt das nicht, müssen wir prüfen, welche Anteile in uns sich gegen die Abnabelung wehren. Gelingt es, die »Tür« zu schließen, können wir prüfen, welche Bedürfnisse noch unbefriedigt sind.

Wie können wir die Wahrnehmung erweitern?

Die beste Methode ist das freie Spiel. Spüre in andere Menschen hinein und akzeptiere, dass die erweiterte Wahrnehmung zunächst Irritationen erzeugt. Es sind körperfremde Impulse, die dort in uns eindringen wollen und denen wir naturgemäß Widerstand leisten. Übersinnliche Wahrnehmung geschieht, sobald wir diesen gefühlten Widerstand aufheben und uns öffnen, egal was dadurch geschieht.

Warum sind einige Menschen hellsichtig, andere nicht?

Der Frequenzbereich unseres Bewusstseins entscheidet, für welche Frequenzen und Wahrnehmung wir sensibel sind und für welche nicht. Vergleichen wir es mit dem Licht der Sonne: Obwohl das menschliche Auge nur einen Teil des Lichtspektrums wahrnehmen kann, spüren wir die Frequenz der Infrarotstrahlung als Wärme, ohne sie zu sehen. Wir Menschen sind demnach alle infrarotfühlig. Würde ein Mensch geboren, der das infrarote Spektrum sehen kann, wäre dieser infrarotsichtig. Denkbar wäre das. Aber was sich jenseits der üblichen Wahrnehmung beobachten lässt, geht über den Verstand. Die vertraute (lineare und dualistische) Sichtweise auf die Welt zerbricht. Das macht Angst. Und diese Angst macht unsere Wahrnehmung dicht. Wir sehen alles durch einen Tunnel. Es gilt also, die Angst zu reduzieren – was unsere Wahrnehmung erweitert.

Aber ist die Angst kein nützliches Hilfsmittel, das uns schützt?

Genau darum geht es! Jede gute Erfahrung, die ich gemacht habe, und jede Fähigkeit, die ich entwickelte, fand zu mir, wenn ich die Angst und den Glauben, mich schützen zu müssen, loslassen konnte. Wer sich wirklich entwickeln will, wird früher oder später seine Vorstellung als Individuum fallen lassen. Wenn alles eins ist, was gibt es zu schützen? Wenn du alles bist, vor wem willst du dich schützen? Vor dir selbst? Das ist, als wollte ich meine linke Hand vor meiner rechten Hand beschützen. Eine ziemlich absurde Vorstellung.

Können wir mit Toten und Geistern sprechen?

Geistige Verbindungen kommen ohne Raum und Zeit aus. Das impliziert die Verbindung mit toten Menschen. Kommunikation als Informationsaustausch findet unentwegt mit allem statt, was war, ist und sein wird. Diese Kommunikation erfolgt zunächst über die Gefühle, nicht über die Gedanken. Wer mit den Toten sprechen will, sollte sie also zunächst fühlen wollen. Eine Erfahrung, in der die Angst erneut die Grenze setzt, innerhalb der wir uns bewegen.

Die subjektive Erfahrung all dieser Energien, Energiespektren und -felder ist sehr individuell. Ist es da überhaupt sinnvoll, von Chakras, Meridianen und Schichten der Aura zu sprechen?

Ja, denn wir müssen uns ja verständigen. Jedes gesprochene Wort, jeder geäußerte Gedanke ist durchweg kulturelle Konstruktion. Egal, was ein Mensch sagt, seine Worte ergeben immer nur in einem Kontext Sinn. Das Gleiche gilt für die übersinnliche Wahrnehmung. Die Chakras, Meridiane und Auraschichten sind lokalisierbare Orte der Seele, die zwar jeder anders, aber sehr ähnlich erfährt. Es mag Menschen geben, die in ihrem Geist violette Energie aufsteigen sehen, wenn sie das Wurzelchakra öffnen. Aber von hundert Personen, die eine solche Erfahrung machen, werden neunzig von einer roten Energie sprechen, unabhängig von ihrer Herkunft und kulturellen Prägung.

Im Zusammenhang mit der erweiterten Wahrnehmung wird häufig von »emotionalen Blockaden« und »mentalen Fixierungen« gesprochen. Ist es sinnvoll, diese zu unterscheiden?

Jedes Muster, das in der Leerheit erscheint, ist bereits eine Fixierung, denn etwas, das unbegrenzt ist, hat plötzlich eine Farbe und Form angenommen. Fixierungen sind also nichts

Negatives, sondern notwendig, um eine Welt wie die unsere erscheinen zu lassen. Auf der Ebene des Individuums erscheinen mentale Fixierungen, sobald eine Person einen Gegenstand, einen Gedanken, ein Gefühl oder eine andere Person im Geiste fixiert. Die Energie folgt der Aufmerksamkeit, und Abermillionen kleinster Chi-Teilchen, die eben noch gleichmäßig um den Körper verteilt waren, nehmen plötzlich eine kompaktere und zielgerichtete Formation an. Wie ein Scheinwerfer, der auf etwas gerichtet wird. Harmonische Zustände des Körpers sind immer achtsam, nie konzentriert. Konzentration bedeutet, die Energie auf einen Punkt zu bündeln, wofür sie von allen anderen Bereichen abgezogen wird. Jetzt ist eine solche Person »fixiert«. Sie ist ihres ganzheitlichen Potenzials beraubt. Ihre Aufmerksamkeit ist eingeschränkt. Ich könnte mich ihr von hinten nähern, ohne dass sie es bemerken würde. Oder mit zwei Fingern umschubsen, denn ihre Energie zieht sie aus der stabilen Mitte ihres Körpers. Wer den Fokus seiner Aufmerksamkeit außerhalb seines Körpers legt, wird subjektiv dorthin gezogen. Demgegenüber verteilt die Achtsamkeit die Energie gleichmäßig. Von einer »emotionalen Blockade« kann erst die Rede sein, wenn eine Person keinen Zugang mehr zu einem Bereich ihres Energiekörpers hat, weil dort (in eingekapselter Form) ein negatives Gefühl auf Befreiung wartet.

Wie befreien wir diese Blockaden?

Indem wir sie zurück in unser Bewusstsein heben, in die dumpfen Stellen unseres Körpers hineinfühlen und uns den Ängsten stellen, die in Kontakt damit auftreten.

Aber wie können wir zwischen Fantasie und realer Erfahrung unterscheiden?

Gar nicht. Es gibt keinen Unterschied. Die Quelle unserer Fantasie ist die Lebensenergie, und unsere Fantasie formt und steuert unsere Energie. Falls die Frage lautet, wie die Fantasie einer Person A zur Realität einer Person B werden kann, lautet sie: Durch energetische Verschmelzung. Es muss eine reale Verbindung zwischen diesen beiden Personen hergestellt werden, damit die psychische Realität des einen zur physischen Realität des anderen werden kann.

Es gibt die Haltung, dass nicht der Heiler heilt, sondern der Kranke heile sich selbst. Stimmt das?

Ja und nein. Ein Heiler kann zumeist nur solche Blockaden befreien, die eine Person auch selbst befreien möchte. Es gibt Fälle, in denen Kranke nicht geheilt werden wollen. Entweder weil sie dafür etwas in ihr Bewusstsein heben müssten, von dem sie nichts wissen möchten. Oder wenn mit der Heilung eine Veränderung ihrer Lebensumstände eintreten würde, die sie nicht wünschen. Krank zu sein, hat seine Vorteile. Es ist schön, so viel Besuch von Freunden und Verwandten zu bekommen. Bin ich gesund, fühle ich mich womöglich einsam. Niemand kümmert sich um mich, keiner ruft an. Als Kranker bekomme ich viele Geschenke, Anrufe, Zuwendung, Liebe ..., angenehme Dinge also, die ich womöglich nicht verlieren möchte, indem ich wieder gesund bin. Besteht ein solcher Widerspruch, muss dieser erst aufgelöst werden, bevor sich der Zustand bessern kann. Nichtsdestotrotz kann ich mit meiner Energie Blockaden lösen, die meine Klienten weder erkennen noch auflösen könnten.

Gibt es spirituell Hochbegabte?

Ja, es gibt Naturtalente und Menschen, die sich trotz jahrelanger Übung sehr schwer tun. Aber für jede unserer Fähigkeiten gilt: Nur durch tägliches Training erzielen wir unsere Bestform.

Gibt es einen Sinn im Leben oder ist alles nur eine Möglichkeit?

Weil jeder über den Sinn seines Lebens selbst entscheidet, kann dieser nur als Vorstellung existieren. Liebevoll zu leben, lautet für mich die Antwort. Klagen Menschen über fehlenden Sinn im Leben, fehlt ihnen meistens Liebe. Ohne Liebe im Herzen macht nichts einen Sinn. Liebe ist also der Sinn aller Dinge. Egal was sie tun – sobald sie es mit Liebe tun, vollendet sich der Sinn in jedem Augenblick.

Aber ist die Illusion zu handeln nicht Teil der Illusion?

Das Schöne an der Liebe ist, dass sie Illusion und Wirklichkeit verbindet. Der Liebe ist es einerlei, ob wir uns im Nirwana oder in Samsara befinden. Doch wer überzeugt ist, in einem Traum zu leben, kann von dem Zwang besessen sein, aufwachen zu müssen. Ich habe viele Menschen behandelt, die von dieser »Neurose« gefangen waren. Wir leben in einem Holoversum, das sämtliche Realitäten und Welten gleichwertig und gleichzeitig in sich vereint. In diesem Holoversum existiert jeder von uns in sämtlichen Zuständen, die alle Handlungen verbinden. Zu sagen, Nirwana ist gut und Samsara ist schlecht, bedeutet, eine Wertung einzubringen, die in den ungetrennten Möglichkeiten nur als mentale Konstruktion existiert. Das höchste Bewusstsein ist kreativer als jede Vorstellung, die wir davon erschaffen. Mit Bildern und Begriffen des Verstandes reichen wir nur einen Zoll tief in diesen unermesslichen Ozean hinein.

Wieso ist dann Heilung überhaupt nötig? Wieso existiert Chaos?

Weil Unordnung ebenso zu unseren Möglichkeiten zählt wie Ordnung. Wir sind alles, was ist. Unser Ego wählt zwischen Ordnung und Unordnung aus, wählt, was ihm nützlich und gut erscheint, und meidet, was ihm unnütz und schädlich anmutet. Die ganze Zeit über sind wir sowohl das eine als auch das andere.

Einige Menschen glauben, dass es Karma und Schicksal gibt. Das bedeutet, die Seele wählt vor ihrer Geburt aus, welchen Lernprozess sie durchlaufen möchte, und lebt entsprechend ihr Leben. Armut, Krankheit und Blockaden sind in dieser Vorstellung wichtige Etappen in der spirituellen Entwicklung, die selbstständig gelöst werden müssen. Eine energetische Heilung nimmt einer Seele diesen

Lernprozess ab. Folglich versagen einige buddhistische Linien jede Form der »Energiemanipulation«. Gibt es Kriterien, ob einer Person geholfen werden kann oder darf?

Es existieren energetische Konflikte – seelische Paradoxien –, die für eine Person selbst unlösbar sind. Blockaden entstehen nicht ohne den Kontakt zu anderen Wesen, und sie müssen meines Erachtens auch nicht ohne Kontakt zu anderen Wesen gelöst werden. Ein Beispiel für eine seelische Paradoxie bietet Matthias: Er wurde als Kind von seinem Vater geschlagen. Seine Reaktion darauf war Hass auf den Vater, den er zusammen mit seiner Trauer über die fehlende Liebe und dem Liebesbedürfnis abspaltete. Was Matthias jetzt in seinem Inneren verbarg, war ein kindlicher Anteil, der sich wünschte, seinen Vater zu hassen, um von ihm geliebt und angenommen zu werden. Die Paradoxie bestand darin, dass der Hass mit Liebe angenommen werden wollte. Ein Widerspruch, der für Matthias selbst unlösbar war und im Spiegel der materiellen Welt dazu führte, dass er ständig im Streit mit seinen wechselnden Arbeitgebern war.

Darum nehme ich als Heiler keine Rücksicht auf Fragen wie Karma oder Schicksal. Spirituelle Weltmodelle sollten den Menschen helfen, gut und glücklich auf Erden zu leben, und diesem Streben nicht hinderlich sein. Bei einigen Modellen und Vorstellungen ist das leider nicht der Fall. Karma sagt in Kürze: Gutes bewirkt Gutes, Schlechtes bewirkt Schlechtes. Karma ist also linear und dualistisch wie die materielle Welt. Beides trifft auf die feinstoffliche Welt des Bewusstseins nicht zu. Das Bewusstsein ist weder linear noch dualistisch.

Wer also in Kategorien wie Karma denkt, sollte das mit dem Gedanken im Hinterkopf tun, dass er sich hier einer mentalen Konstruktion bedient, die per definitionem nur bedingt deckungsgleich mit der Realität sein kann. Denn Karma ist ein Muster, und jedes Muster beschreibt immer nur einen Ausschnitt der unbeschränkten Wirklichkeit. Es sei denn, das Muster selbst gleicht einem Fraktal, das der Aussage entspricht: »Ich bin das Ganze, weil ich unvollständig bin.«

Es scheint, diese Vorstellung bringt eine Komponente hinein, die in spirituellen Welterklärungen bislang ausgeklammert wurde: den Zufall. Stimmt das?

Jeder, der die Wirklichkeit prüft, stößt auf den Zufall. Ihn auszuklammern, bedeutet, ein unvollständiges Weltbild aufzubauen. Die Frage ist, ob der Zufall autonom existiert. Wenn Chaos und Ordnung zwei Seiten einer Medaille sind, dann sind es Schicksal und Zufall vielleicht auch. Vielleicht lügt das Modell des Karmas, um die Wahrheit zu sagen.

Eine Paradoxie. Ist das vergleichbar mit dem Ego? Das Ego spielt ja auch eine entscheidende Rolle in unserem Leben und ist zugleich die große Illusion.

Das Ego spielt eine Rolle, aber es spielt allzu gern die Hauptrolle, und das kann negative Folgen haben. Nicht nur für die Person selbst, sondern auch für die Welt. Persönlich halte ich es für die beste Lösung, ein gutes Mischungsverhältnis zu finden, in der alle seelischen Teile gleichwertig nebeneinander existieren. Wir können eine Bewusstseinsdemokratie in uns entwickeln, in der alle Teile gleiches Stimmrecht erhalten. Ein starkes Ego zu besitzen, bedeutet nicht automatisch, leidend oder krank zu sein. Viel Liebe im Herzen und viel Ego im Kopf – und wir haben einen Charakter wie Da Vinci oder Goethe. Viel Ego im Kopf und wenig Liebe im Herzen – dann haben wir einen Narzissten. Es gehört zu den natürlichen Schwankungen des Lebens, dass dieses Verhältnis in ein und derselben Person wechseln kann. In den alten Lehren, insbesondere der Zen-Lehre, wird das Ego drakonisch dem göttlichen Prinzip untergeordnet. Das ist nicht länger zeitgemäß. Wir müssen heutzutage viele Entscheidungen am Tag treffen, wofür das Ego unabdingbar ist. Das Ego erfüllt einen klaren Zweck. Die Frage ist: Wie befriedigen wir unsere Bedürfnisse und die unserer Mitmenschen, wenn wir unser Ego behalten? Die Antwort lautet: Indem wir es durchlässig machen für die Impulse der Gefühlswelt. Ein starkes Ego ist so lange kein Problem, wie es weder emotionale Mängel versteckt noch rigide die Gefühlswelt unterdrückt.

Gibt es eine Anleitung, um diese Bewusstseinsdemokratie herzustellen?

Löse die Probleme deines Lebens ebenso oft mit deinem Herzen wie mit deinem Kopf. Jeder von uns sollte lernen, zumindest einen Teil seiner Probleme rein geistig und emotional zu befriedigen.

Warum ist das Göttliche überhaupt wichtig? Wenn es sowieso existiert, kann es mir doch egal sein.

Im Kontakt mit dem Göttlichen lernen wir uns selbst kennen. Was wir sind, ist unabhängig von der Hautfarbe, unabhängig von der Nationalität, unabhängig von der Geschichte. Spüren wir in uns hinein, fühlen wir Gott. Nur wenn wir das Göttliche in uns sehen, erkennen wir es in anderen. Einen Menschen kannst du töten, einen Gott nicht. Ohne Frieden in uns fehlt auch der Frieden in der Welt.

Gibt es eine Grundhaltung für diese Lebensweise?

Behandle jeden jederzeit so, wie du selbst an seiner Stelle behandelt werden wolltest.

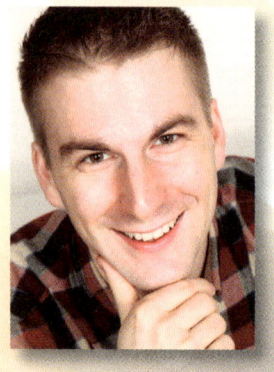

Während seines Studiums der Psychologie in Maastricht entdeckte **Hartmut Lohmann** in tiefen Meditationen seine Gaben des Heilens und Hellsehens. Als westlich erzogener und geschulter Mensch dauerte es Jahre, bis er ihnen Vertrauen schenkte. Inzwischen sind seine Fähigkeiten so ausgereift, dass er auch über räumliche Distanzen hinweg die Aura detailliert betrachten und in das Körperbewusstsein anderer Menschen hinein wirken kann. Er war Stadtschreiber von Otterndorf 2007 und Stadtschreiber von Ranis 2008. Im Jahr 2009 eröffnete er seine energetische Heilpraxis in Bochum.

• •

DIE AURA FÜHLEN UND SEHEN

Entwickle deine Fähigkeit, die lebende Energie
der Schöpfung zu sehen.

MEHR ENERGIE!

Reinige und schütze deine Energie
zur Harmonisierung von Körper und Geist.

Deine Adresse für weiterführende Seminare
und energetische Heilungen

www.hartmut-lohmann.de

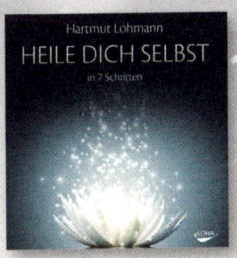

Hartmut Lohmann
Heile dich selbst
in 7 Schritten
€ [D/A] 12,95
Meditations-CD, 60 min
ISBN 978-3-86728-226-0

Auch als mp3-download für € 6,99 auf www.lohmann.momanda.de

Wir sehnen uns nach Freiheit von allen Sorgen und Nöten des Lebens – denn es ist die Angst, niemals von seelischen Lasten frei zu sein, die uns am stärksten gefangen hält. Mit den sieben geführten Meditationen dieser CD, die den Stufenweg des Buches »Heile dich selbst – Was die Aura schützt und nährt« begleiten, reinigen wir die Abladestellen der negativen Gefühle in unserem Körper; Schritt für Schritt befreien wir unseren Geist von Zwängen, Fesseln und Automatismen, um endlich die Schwelle zu dauerhaftem Glück und Frieden zu überschreiten.
Musik: Sayama

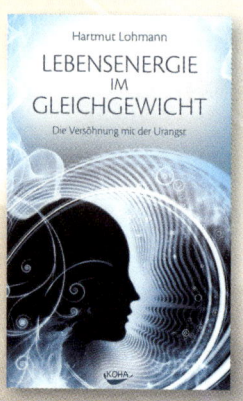

Hartmut Lohmann
Lebensenergie im Gleichgewicht
Die Versöhnung mit der Urangst

€ [D] 14,95
gebunden, 192 Seiten
ISBN 978-3-86728-244-4

Wie kann ich Angst in Klarheit, Trauer in Liebe, Wut in Nähe, Schmerz in Wissen und Begierden in Lust verwandeln? Wie kann ich Erfüllung in der Partnerschaft finden, ohne abhängig zu sein? Mit welchen Mitteln lässt sich eine lädierte Beziehung retten? Warum werde ich nicht schwanger? Wie kann ich ein guter Vater oder eine gute Mutter werden, wenn ich selbst schlechte Eltern hatte? Wie werde ich meine Allergien los? Und wie kann ich schwere Krankheiten sanft kurieren? Fragen, auf die dieses Buch Antworten weiß.

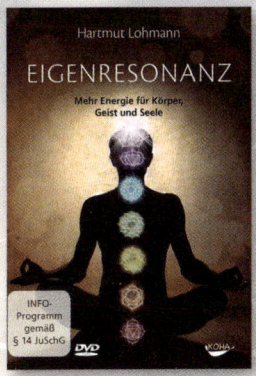

Hartmut Lohmann
Eigenresonanz
Mehr Energie für Körper, Geist und Seele

€ [D/A] 21,95
DVD, 60 min
ISBN 978-3-86728-259-8

Wir leben inmitten eines unerschöpflichen Reichtums. Wir
werden geboren in eine Welt voller Schönheit und Anmut.
Diese Schönheit entströmt einer Quelle, die tiefer reicht
als jedes Mikroskop der Erde. Tiefer als unsere Blicke in den
Weltraum, tiefer als der Ozean.
Wir haben uns auf die Suche gemacht, etwas aufzudecken,
das wir alle besitzen. Viele bezeichnen es als »Seele oder
Wesen der Dinge«; es bringt sie aus ihrem Innersten heraus zum Leuchten, zum Blühen und Singen: unser persön-
licher Fingerabdruck im Universum, die Schwingung und
Resonanz, die uns eigen ist – unsere Eigenresonanz.

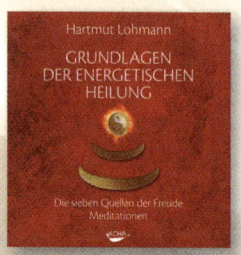

Hartmut Lohmann
Grundlagen der energetischen Heilung
Die sieben Quellen der Freude – Meditationen

€ [D/A] 12,99
Meditations-CD, 60 min
ISBN 978-3-86728-165-2

Auch als mp3-download für € 6,99 auf www.lohmann.momanda.de

Erfahren Sie mit dieser CD die Chakras als farbige Räume
der Seele.
Spüren Sie Ihre Meridiane in feinstofflichen Kreisläufen und
erweitern Sie Ihre Wahrnehmung über den Körper hinaus.
Tauchen Sie ein in eine Welt des Klangs und des Lichtes,
geführt von einem Heiler, der die Energie des Lebens sehen
und lenken kann.
Musik: Sayama